「糖尿病」の非常識

ミネラル不足を補い、生活習慣を正せば糖尿病は治る！

医学博士
白川太郎・著
医学博士
汪 海東・監修

産学社

はじめに——『「がん」の非常識』のその後

『「がん」の非常識』という本を上梓したのが2015年7月のことです。それから早4年が経ち、このたび、シリーズ第2弾として『「糖尿病」の非常識』というタイトルで本を書くことになりました。

長らく、ステージ3、ステージ4のがん患者さんの治療を専門としてきた私が、「なぜ、糖尿病なのか?」と疑問を持つ方もいるかもしれません。でも、門外漢の私だからこそ、常識にとらわれず、糖尿病という病気を新たな視点で捉え直すことができるのではないか、そう自負しています。

実際、糖尿病は一生薬とともに付き合っていくことが〝常識〟とされるなか、その常識を覆す結果が次々と出ているのです。その詳細については、本文で改めて紹介しましょう。

さて、糖尿病の話をする前に、前著『「がん」の非常識』のその後について少し紹介させてください。『「がん」の非常識』を書いた後、がん治療には大きな進展がありました。おそらくあと2、3年もすれば、がん治療の〝常識〟はさらに大きくさま変わりするでしょう。

まず、血管のなかを流れるがん細胞を高確率に捕らえることのできる技術が発見されました。がんというものは、体の中のどこかにできたら、必ずしもずっとそこにとどまるわけではなく、別の場所に転移する可能性があることは、みなさんもご存知でしょう。

がんが転移するとき、がん細胞は血液やリンパの流れに乗って移動するのだろうとは昔から考えられていましたが、実は、血液中のがん細胞を捕まえるのは至難の業で、ほんの数年前まで、血液中を流れるがん細胞の40％程度しか捕らえることができませんでした。血液中にがんがあっても6割は発見されないということです。

というのは、がん細胞と他の細胞、とくに白血球と区別することが難しかったのです。従来の検査法は、がん細胞だけが出している特殊な目印（抗原）をキャッチする「抗体」で染め、それを蛍光色素で光らせるという方法が採られていました。ところが、突然変異して目印を出さないがん細胞も多いため、抗体の〝センサー〟に引っかからないがん細胞がたくさんあったのです。

そうしたなか、アメリカのジョンズ・ホプキンス大学と仙台の日本遺伝子研究所が画期的な方法を発見しました。それは、がんの「目印」で探すのではなく、「大きさ」で探すという方法です。

血液中の細胞で、がん細胞と同じくらいの大きさがあるのは白血球のみで、どちらも10ミクロンほど。なお、1ミクロンは1ミリメートルの1000分の1です。そして、血小板や赤血球は、がん細胞や白血球に比べてはるかに小さい。

そこで、ジョンズ・ホプキンス大学と日本遺伝子研究所は、顕微鏡のプレパラートと同程度の大きさのプラスチック容器に8ミクロンという微小な穴を5万6800個も開けた器具を作りました。プレパラート大の容器に5万個以上の穴が開いているのですから、いかに精巧か、おわかりいただけるでしょうか。

20ミリリットルの血液を採り、そのうち、4ミリリットルをその器具に流すと、血小板や赤血球はストンと穴を通り抜けていく一方、白血球とがん細胞だけは穴の大きさよりも大きいので引っかかります。ただし、白血球のほうは、大きいけれどもやわらかく収縮自在なので、そのうちにするりと通り抜けていきます。だから、最終的には、大きくて固いがん細胞だけが穴に引っかかって残るのです。

この器具を使うと、血液中を漂うがん細胞を、95％という高確率で捕まえられることがわかっています。このように、血液中を漂っているがん細胞を見つける検査のことを「ＣＴＣ（血中循環腫瘍細胞）検査」と言います。４ミリリットルの血液中にがん細胞が一つでも見つかれば、体内のどこかにがんがあることを示します。

ただし、この検査の欠点は、「どこかにがんがある」とわかっても、「どこにあるのか」まではわからないこと。現在、世界中の研究所が、穴に引っかかったがん細胞の遺伝子から、どの臓器にできたのかを調べる研究を行っています。

がん細胞には三つのタイプがあった

そして、捕まえたがん細胞を調べると、がん細胞には３種類あることがわかってきました。「タイプ１」「タイプ２」「中間型」と呼ばれる３種類です。タイプ１は「働き蜂」のようなもの、タイプ２は「女王蜂」のようなものとイメージすれば、わかりやすいでしょう。

これまでは、がんというのは、すべてのがん細胞が分裂して増えていくものと考えられていました。ところが、それは間違いで、「女王蜂＝タイプ２」のがん細胞のみが分裂する能力を持ち、「働き蜂＝タイプ１」は分裂する能力を持っていなかったのです。

このタイプ１のがん細胞は、そのまま放置していても分裂することはなく、やがて消えていきます。おそらく体内に備わった防衛システムである免疫細胞がやっつけてくれるのでしょう。ですから、もしも、ある人のがんがタイプ１のみであれば、がんがそれ以上大きくなることもなければ、そのがんが原因で死ぬこともありません。

一方、タイプ２のがん細胞を放置しておくと、２カ月以内にすべての患者さんが亡くなることがわかりました。なぜなら、〝女王蜂〟が血液の流れに乗って、どこかに転移巣をつくると、そこで直ちに分裂を開始し、働き蜂をまわりに並べて、免疫細胞や抗がん剤の攻撃から自らを守りながら、分裂して数を増やしていくからです。

では、「中間型」とは何かと言えば、生まれてすぐの若い細胞です。そのまま放置しておくとタイプ１になる場合もあれば、タイプ２になる場合もあります。どちらになるかはわかりません。

ですから、ＣＴＣ検査を行って、タイプ２または中間型のがん細胞が見つかったら、それらを殺さなければ、患者さんを救うことはできないのです。全身で４リットルほどの血液が循環しているので、４ミリリットルの血液にタイプ２のがん細胞が１個でもあったなら、体内にはその千倍の女王蜂が泳ぎ回っていると考えられます。

ただし、前述したように女王蜂（タイプ2）タイプのがん細胞はまわりに働き蜂を並べてガードしているため、攻撃は容易ではありません。なんとか、タイプ2のがん細胞を死滅させる方法はないものか――、そう悩んでおられた日本遺伝子研究所の方から相談をいただいたのが、2018年頃です。

末期がん治療は2段階に

私がステージ3やステージ4のがん患者さんに対して行っているのは、『「がん」の非常識』でも書いたとおり、免疫治療、遺伝子治療、温熱療法、サプリメント、そしてヨード（LS53・安定ヨウ素水）を組み合わせた複合治療です。このうち、がん細胞を直接殺せるという論文が多数見つかり、実際に患者さんに服用してもらったところタイプ2のがん細胞を死滅させることが確認できたのが、ヨードでした。

これまでに80人ほどの末期がんの患者さんに服用してもらいましたが、どの患者さんも、1、2週間のうちにタイプ2のがん細胞がいなくなりました。タイプ2のがん細胞がなくなったということは、すぐには亡くならないということです。

ただし、もともとのがん病巣は残っています。そして、ヨードだけでもとのがん病巣まできれいになくなるかというと、きれいになくなる人もいれば、なかなか変わらない人、まれに悪くなる人もいらっしゃり、ヨードだけで完全に治るわけではないこともわかってきました。

こうした経緯から、現在、末期がんの治療は、次のように2段階に分けて行っています。

第1段階……ヨードを服用し、血液中のタイプ2と中間型のがん細胞をゼロにする

第2段階……患者さんと話し合いながら、ヨード、免疫治療、遺伝子治療、温熱療法、サプリメントという選択肢のなかから良いと思われるものを組み合わせた複合治療を行う

100人中100人の血糖値が改善した

通常、医療に100%はあり得ません。しかし、ヨードを1、2週間服用してもらい、

血液中のタイプ2と中間型のがん細胞がいなくなっているかどうかをＣＴＣ検査で調べると、今のところ、１００％の患者さんに効果が見られています。

このヨード治療については、もう少し症例の数が増えてから論文にまとめるとともに、一般の方向けにも改めて一冊の本にまとめ、お伝えしたいと思います。

さて、１００％という数値には及びませんが、同じように高い治癒率が出ているのが、本書のテーマである糖尿病治療です。といっても、一般的に行われている血糖降下剤やインスリン製剤を使った治療ではありません。

糖尿病はインスリンが出なくなる病気ではなく、ミネラルの病気である――。

この考えに基づき、これまでに１００人ほどの糖尿病の患者さんに治療を行ってきました。その結果、血糖値や、血糖コントロールの重要な指標であるＨｂＡ１ｃ（ヘモグロビンエーワンシー）は、すべての患者さんにおいて改善しました。ただし、一旦は良くなったものの、しばらくして悪化した方がお二人いらっしゃいます。ですから、現在のところ治癒率は98％

です。

本書では、１００人の患者さんの治療結果を紹介するとともに、糖尿病の専門医ではないからこそ書ける「糖尿病の非常識」についてお伝えしたいと思います。

※この本では「糖尿病」とは、特に説明のない限り、２型糖尿病のことを指しています

目次

第2章

糖尿病の正体

第3章　9割治る糖尿病治療

第4章 糖尿病にならない生活習慣のコツ

第5章 糖尿病、改善プログラムにまつわるQ&A

カバーデザイン　中西啓一（Ｐａｎｉｘ）
本文ＤＴＰ　白石知美（システムタンク）
編集協力　橋口佐紀子

第1章

糖尿病にまつわる五つのギモン

Q❶ 糖尿病は「インスリンが出なくなる病気」でしょうか？

糖尿病とは、インスリンが十分に働かず、血液中を流れるブドウ糖（＝血糖）が増えてしまう病気である――。

一般的には、そう言われています。

日本糖尿病学会が出している『糖尿病治療ガイド２０１８−２０１９』でも、「２型糖尿病は、インスリン分泌低下やインスリン抵抗性をきたす素因を含む複数の遺伝因子に、過食（とくに高脂肪食）、運動不足、肥満、ストレスなどの環境因子および加齢が加わり発症する」と書かれています。

つまりは、糖尿病と言えばインスリンにまつわる話ばかりで、「糖尿病＝インスリンが働かなくなる病気」というのが一般的な解釈です。

ここで、ご存知の方も多いかもしれませんが、インスリンについて簡単に説明しましょう。インスリンとは膵臓から分泌されるホルモンです。膵臓のランゲルハンス島という組織のなかの「β細胞」でつくられています。

食事をしてブドウ糖が血管のなかにたくさん入ってくると血糖値が上がります。ある一定の濃度になると、「インスリンを出しなさい」というセンサーがオンになり、その指令に従って、膵臓のβ細胞がインスリンを分泌するのです。そして、インスリンは、細胞の表面にある「インスリン受容体」にくっつきます。

インスリンとインスリン受容体の関係は、よく鍵と鍵穴にたとえられます。鍵穴に鍵を差し込むと扉が開くように、インスリン受容体にインスリンがピタッとはまると、ブドウ糖が細胞の表面に引き寄せられ、細胞内に引っ張られて中に入っていきます。そうすると、血液中のブドウ糖が減るので、血糖値が下がるのです。

よく「インスリンが血糖値を下げてくれる」と言われますが、その背景にはこういう仕組みがあるということは覚えておいてください。

ですから、インスリンとともにインスリン受容体も、とても大事な存在です。血液中のブドウ糖がどうやって代謝されるのかを語る上で欠かせない主役の一つです。ただ、インスリンが発見されたのは１９２１年と１００年近くも前ですが、インスリン受容体が発見されたのは１９６９年のこと。インスリン発見から半世紀近くも遅れを取ってようやく存在が明らかになり、その立体構造がわかったのもごく最近のことです。

さて、糖尿病の人は膵臓のβ細胞が疲れていてインスリンの分泌が減っていると言われます。そのことはたしかに正しいと思います。

ただ、糖尿病の人のなかにはインスリンが出にくくなっている人もいる一方で、インスリンは人並みに出ているのに血糖値が下がらない人もいます。インスリンの分泌能は血液検査で測ることができますが、血液中のインスリン濃度は十分に高いのに血糖値が下がらない人が３、４割はいるのです。少なくとも、一度上昇した血糖値を下げるときに必要になる必要最小限のインスリンは、ほとんどの患者さんにおいて分泌されています。

ということは、インスリンの分泌が減ってしまうことが糖尿病の主な原因とは考えにくいのです。

であれば、何が原因なのか――。

そう考えていたときに、アメリカで重要性が指摘されるようになったのが、「グルコース・トレランス・ファクター（glucose tolerance factor：ＧＴＦ）」というものです。日本語では、「糖耐性因子」または「耐糖因子」と呼ばれ、細胞中に存在し、インスリンとインスリン受容体がくっついたあと、ブドウ糖を細胞内に引き込むサポートを行っています。

糖尿病の患者さんは、共通して、このＧＴＦが不足していることがわかってきました。インスリンが十分に分泌され、インスリン受容体と結合して、ブドウ糖を細胞の表面にまで引っ張ってくることができても、ＧＴＦの能力が落ちてくると、細胞内に引っ張り込むことができないためにブドウ糖は中に入れず、しばらくすると細胞の表面から離れていってしまうのです。だから、血糖値が下がらないのです。

糖尿病の患者さん全員がインスリンの分泌が不足しているわけではなく、ＧＴＦが不足していることによって、細胞への血糖の取り込みがうまくいかなくなっている——。このことこそが、糖尿病患者さん全員に共通している要因であるとの考えに至り、治療をはじめたところ驚くような成果が得られました。

A 糖尿病患者さんに共通しているのはインスリンの不足ではなく、ＧＴＦの不足

Q❷ 60代から糖尿病が急激に増えるのはなぜ？

糖尿病を持つ人は、全国に1000万人いると言われています。

厚生労働省が公表している「平成28年　国民健康・栄養調査」によると、「糖尿病が強く疑われる人（＝糖尿病をもつ人）」と「糖尿病の可能性を否定できない人」がそれぞれ約1000万人いると推計されています。これは、20歳以上の国民のほぼ4人に1人が、糖尿病または糖尿病予備軍にあたるということです。

さらに、左ページのグラフは、年代別・性別に「糖尿病が強く疑われる人」の割合を見たものです（「平成29年　国民健康・栄養調査」より）。

男女ともに20代、30代では少ないものの、40代からじわじわと増えはじめ、50代、60代になるとさらにぐっと増えていることがわかります。

「糖尿病が強く疑われる者」の割合

（20歳以上、性・年齢階級別）

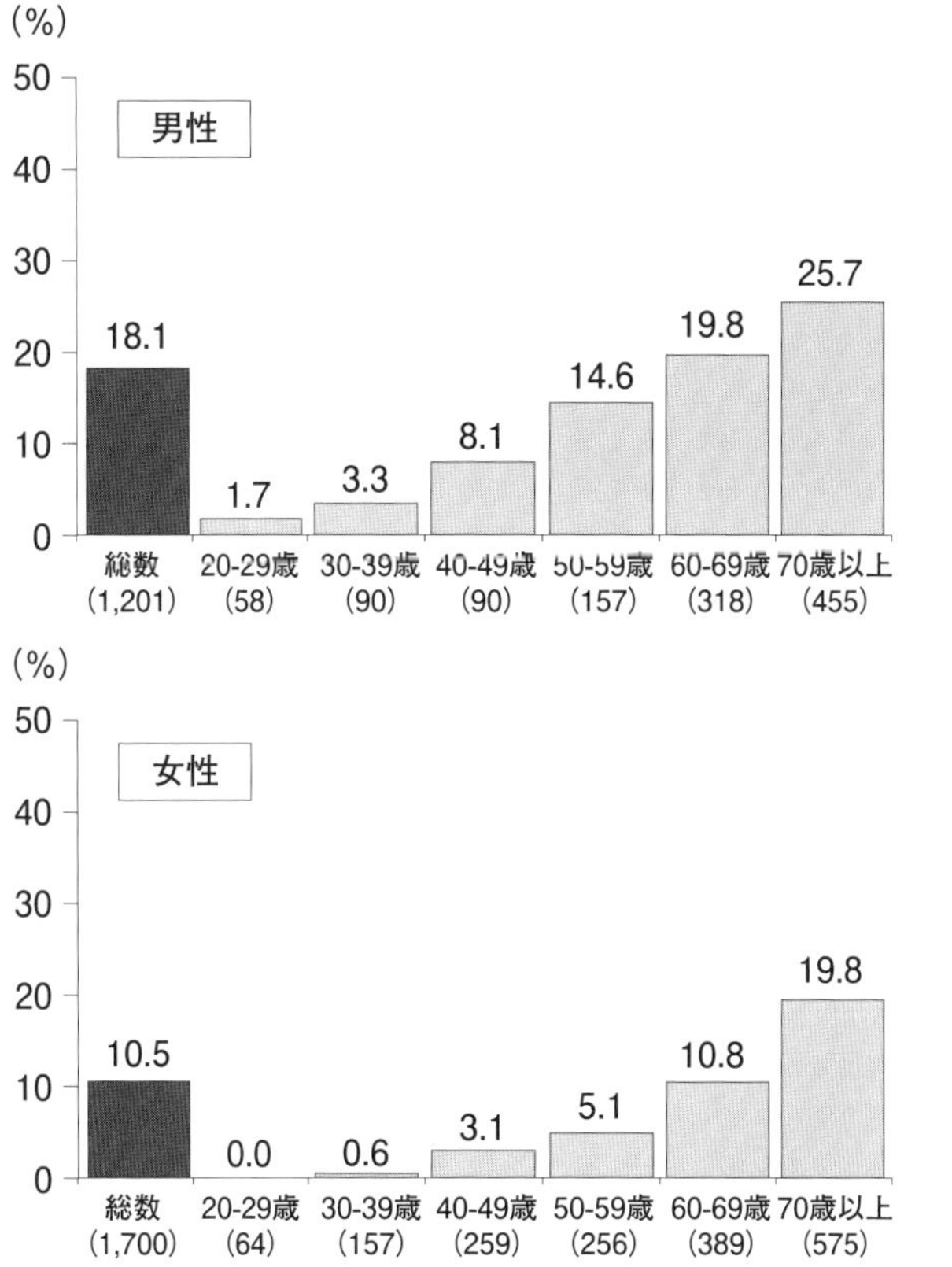

【「糖尿病が強く疑われる者」の判定】

ヘモグロビンA1cの測定値がある者のうち、ヘモグロビンA1c（NGSP）値が6.5%以上（平成23年まではヘモグロビンA1c（JDS）値が6.1%以上）又は「糖尿病治療の有無」に「有」と回答した者。

なぜ50代、60代から糖尿病は急激に増えるのかを説明するために、先ほどのGTF（グルコース・トレランス・ファクター）が不足しているという話に戻りましょう。

GTFは年齢とともに少なくなっていくことがわかっています。では、GTFは何でできているのかと言えば、タンパク質とミネラルです。なかでも重要な役割を果たしているのが、クロムというミネラル。

クロムは、赤ちゃんが母親のお腹の中にいるときに母から子へ注入されます。それが私たちの寿命よりも長い年数分あればいいのですが、**生まれたときに受け取るクロムの量は概ね60年分に相当することがわかってきました。**そのため、60歳を過ぎるとクロムが不足しはじめ、クロムを中心に構成されているGTFも不足するようになるのです。

なおかつ、暴飲暴食を続けているとGTFを無駄使いすることになりますし、暴飲暴食の結果、腎臓や肝臓に炎症を起こすと、そこからクロムが漏れ出てしまい、再回収できなくなる可能性があります。そうすると、60年も経たないうちにクロムもGTFも枯渇してしまうのです。

40代からじわじわと糖尿病が増えはじめ、60代になると急激に増加する理由は、胎児のときに注入されたクロムが枯渇することにあったのです。

A 60年経つとGTFの材料であるクロムが枯渇する

Q❸ 糖尿病になるとがんになりやすいのはなぜ？

糖尿病の人はがんになりやすい。

このことは、近年、さまざまなデータの裏付けが出ています。２０１０年には米国糖尿病学会と米国癌学会が、２０１３年には日本糖尿病学会と日本癌学会が、それぞれ合同で、糖尿病とがんの関連に関する報告書を出しました。

日本糖尿病学会と日本癌学会の報告書では、日本人の場合、糖尿病は大腸がん、肝臓がん、膵臓がんのリスクを上げることが明らかになっていると指摘されています。このことは、多くのがん患者さんを診てきた私自身の印象とも合致しています。

では、なぜ、糖尿病があるとがんになりやすいのでしょうか。

それは、糖尿病とがんの発症プロセスには共通点が多いからです。

まず、がん細胞は生体のコントロールを無視して無限に増殖し、浸潤や転移をして他の臓器を侵襲していくわけですが、そのためにはたくさんのエネルギーを要します。がん細胞はそのエネルギーをどうやって得ているのかというと、ブドウ糖です。ブドウ糖をエネルギー源に、「解糖系」と呼ばれるサイクルを回してエネルギーを生み出しています。

もう少し詳しく説明すると、私たちの体には「解糖系」と、ミトコンドリア内の「電子伝達系」という2種類の〝エネルギー製造装置〟が備わっていますが、がん細胞は、ミトコンドリアが壊れているか、使わないようにしているため、ブドウ糖を分解してATP（エネルギーの貯蓄のこと）をつくりだす解糖系のみに依存しています。

ところが、解糖系は、ミトコンドリア内の電子伝達系に比べて生産効率が低い。電子伝達系のほうが、19倍も効率よくATPをつくり出すことができます。

そこで、がん細胞は体温を下げることで、血液とともに届けられる栄養分を自分が横取りできるように画策しているのです。体温が下がると、ミトコンドリアの働く酵素が十分に働けなくなり、正常な細胞のミトコンドリアが機能不全に陥ります。そうして使われなくなった栄養を、がん細胞が横取りしていくわけです（詳しくは前著『がんの非常識』をご参考ください）。

つまりは、がん細胞にとっては、ブドウ糖がたくさんあって体が冷えている状態ほど暮らしやすいところはありません。

一方、糖尿病はと言うと、「Ｑ❶」で説明したように、血液中にあふれたブドウ糖を細胞にスムーズに取り込めなくなる病気です。なおかつ、なぜそういう状態に陥るのかと言うと、ブドウ糖を日々摂りすぎているからです。

つまり、糖尿病もがんも、キーワードはブドウ糖なのです。

生命体にとってブドウ糖は大切なエネルギー源であり、非常に重要な役割をしています。しかし、がん細胞は、ブドウ糖をより多く手に入れられるように進化したもので、糖尿病はブドウ糖を摂り過ぎた結果、ブドウ糖をうまく使えなくなったもの。どちらも、ブドウ糖をいかに制御するかがカギなのです。

もう一つ、ミトコンドリアの機能不全という共通点もあります。

先ほど、がん細胞はミトコンドリア内のエネルギー製造装置である電子伝達系が使えなくなっている、と書きました。つまり、がんは、ミトコンドリアの機能不全そのものなのです。

一方、糖尿病では、膵臓のβ細胞が疲弊し、インスリンの分泌低下が起きますが（このことが糖尿病の主要な原因とは考えていません）、その直接的な原因は何かと言えば、β細胞のミトコンドリアの機能低下です。このことはすでに明らかになっています。

では、インスリンは十分に分泌されているのにGTFが不足しているために血糖の取り込みがスムーズに行われないということに関してはどうでしょうか。これはまだ仮説段階ですが、私は、やっぱりミトコンドリアの機能低下がかかわっていると思います。

各細胞のミトコンドリアがくたびれてくると、こうした〝不具合〟が起こりやすくなるのでしょう。

最近では、がんや糖尿病に限らず、生活習慣病はミトコンドリアの機能不全症であると言われています。細胞のなかでミトコンドリアがエネルギーをつくっているわけですから、そのミトコンドリアが障害を受け、エネルギーをつくれなくなると、その細胞の機能が落ちてしまいます。そうすると、さまざまな病気につながるのは無理もありません。たとえば、アルツハイマー病は神経細胞のミトコンドリアの機能不全、不妊症は卵子の中のミトコンドリアの機能不全と考えられます。

そして、ミトコンドリアの機能を維持するのに切っても切り離せないのが、ミネラルです。ミトコンドリアで電子伝達系をまわすには、一つひとつの反応の触媒となる「酵素」の存在が欠かせません。酵素の働きが低下すると、すなわち、ミトコンドリアの機能が低下する。逆に言えば、ミトコンドリアの機能を維持するには、酵素にしっかり働いてもらうことが欠かせないのです。

たとえば、体内でアミノ酸（タンパク質）を分解すると、窒素が作られ、さらに余分な窒素からアンモニアがつくられます。体内では当たり前のように行われている反応ですが、工業的にアンモニアをつくろうとすると、窒素と水素を５００度といった高温かつ１００気圧といった高圧で反応させなければ合成することはできません。

それなのになぜ体内では37度程度の温度下でアンモニアをつくれるのかというと、触媒となる酵素があるからです。それだけでも酵素の存在がいかに重要か、わかっていただけるでしょう。

そして、その大事な酵素が十分に働くには、酵素の働きを助けるミネラルが必須なのです。

ですから、ミトコンドリアの機能不全は、酵素の機能不全でもあり、「ミネラル病」でもあります。背景には酵素とミネラルの不足が隠れているという点も、がんと糖尿病は共通しています。

A

がんも糖尿病もブドウ糖がカギ
ミトコンドリアの機能不全という共通点も

Q❹ 糖尿病治療薬を飲んでいたのに透析に……なぜ？

糖尿病は初期には痛くもかゆくもありません。基本的に自覚症状はないまま進行していきます。では、何のために糖尿病の治療が必要なのかと言えば、合併症を防ぐためです。

糖尿病腎症、糖尿病網膜症、糖尿病神経障害の三つが三大合併症としてよく知られているほか、心筋梗塞や脳血管障害といった命に直結する病気のリスクも増やします。

　そのため、「自覚症状がなくても治療しましょう」と言われるわけですが、ところが、がんばってインスリン注射を毎日打っていても、日々糖尿病治療薬を飲んでいても、HbA1cが十分に下がり切らず、結局は三大合併症を引き起こしてしまう人がいます。なかには、目が見えなくなったり、透析治療が必要になったりする人もいます。インスリン治療や飲み薬による治療を受けていても、です。

　それはなぜか。軽微な動脈硬化がずっと進んでいて、年数が経てば経つほど抑えきれなくなるからです。平均寿命が50歳の時代ならハッピーなまま最期を迎えられたかもしれませんが、今の平均寿命まで生きようとすれば、60歳くらいから動脈硬化が進み、末梢血管が障害され、失明や透析ということになりかねません。

　血糖値を下げる治療さえ行っていれば安心というわけではないのです。

A 軽微な動脈硬化がずっと進んでいたから

Q❺ 糖尿病は本当に薬を飲み続けなければいけないのか？

今、一般的に行われている糖尿病治療の基本は、血糖をコントロールすることです。血糖降下薬やインスリン製剤を使って血糖値をコントロールすれば、治ったのと同じ状態が保てますよ、というもの。

つまり、治す治療ではありません。治ったのと同じような状態を保つために、一生、薬を飲み続けるか、インスリン注射を打ち続けなければいけない。それが、今行われている糖尿病治療の基本です。

患者さんも、「そういうものなのだ」と納得しているのでしょう。なぜなら、「この薬さえ飲み続けていれば副作用もなく、病気の進行を止めることができ、天寿を全うすることができますよ」と言える病気はあまりないからです。

一般的に、病気というのは一旦なったら治らず、じわじわと悪くなっていくものが多いので、「インスリンさえ打っていれば治ったのと同じ状態を保てる」という説明は、患者さんたちにはおおむね好意的に受け止められたのでしょう。

ところが現実的には、前項で説明したように、がんばってインスリン注射を打ち続けても、ＨｂＡ１ｃが10％前後にしか下がらない人もいます。そういう方は、じわじわと毛細血管の動脈硬化が進み、やがて三大合併症を引き起こしてしまいます。

同じような病気にアレルギーがあります。私は、がんの治療に携わるようになる前はアレルギー疾患の一つである喘息の研究をしていました。アレルギーの治療でよく用いられるのが、ステロイドです。これは免疫反応や炎症を抑える薬です。

喘息やアトピー性皮膚炎、アレルギー性鼻炎といったアレルギー疾患は、免疫異常がかかわっているので、ステロイド剤を塗ったり飲んだり吸入したりすると、困った症状を抑えてくれ、普通の生活を保つことができる。そう言われて、みなさん納得してステロイドを使っていたわけです。

たしかに寿命が50年なら、困ることはないでしょう。でも、ステロイドが効くのは20年かせいぜい30年なので、20代から使いはじめると40代、50代にさしかかる頃には副作用が前面に出てくるようになります。

実は私の母も、閉経を機に息苦しさに見舞われるようになり、ある日突然喘息の発作が始まりました。女性ホルモンはステロイドと同じように炎症を抑える働きをするので、女性の場合、若い頃にはまったく喘息の兆候がなかった人でも、女性ホルモンの分泌がぐっと減る閉経前後に発症することは少なくありません。

私の母は、喘息がひどくなり、吸入式のステロイド薬を使い始めたところ、確かに最初は発作が全く出なくなりました。ところが、続けて使っているうちに1カ月に1回の発作が再開し、それが1カ月に2回になり、毎週になり、毎日になり、1日2回になり、1日3回になり……と、頻度が上がっていったのです。

それだけではなく、顔がまんまるになり、また、食欲が異常に亢進し、食べても食べても満腹中枢が満足しなくなりました。これらはステロイドの典型的な副作用です。顔が丸くなることは、満月のような顔という意味で「ムーンフェイス」と呼ばれています。

「これを服用すれば普通に生活できますよ」と言われて、喜んで使っていたら、20年、30

年経つうちにまったく効かなくなり、副作用ばかりが前に出てきて、免疫がガタガタになっていく――。

糖尿病も同じです。飲み薬やインスリンを使って血糖値をコントロールしていても、平均寿命まで生きようとすれば、その手前で、動脈硬化が進行し、末梢血管がおかしくなって透析に至ったり、心筋梗塞や脳卒中を起こしたりしてしまうのです。

ステロイドとインスリンは、「これさえ服用し続ければ普通の生活を保てる」という薬の代表です。でも、どちらも根本的に治してくれるわけではありません。

私が行っている糖尿病治療は、原則、2カ月で完結します。薬を飲み続ける必要はなく、むしろ、薬から卒業できることをゴールとしています。そして、一回治療を行えば、よっぽどの暴飲暴食を続けない限り、再度の治療は必要ありません。

詳しくは第3章で説明しますが、クロムをはじめとしたミネラルを一定期間摂取していただくことと、食生活の改善を柱とした治療法です。この方法で、100人の患者さんのうち98人が実際にインスリン注射からも血糖降下薬からも卒業することができました。

糖尿病は治らない、糖尿病になったら一生薬が手放せないというのがこれまでの常識でしたが、そうではない治療法があることをぜひ知っていただきたいと思います。

A 飲み薬もインスリンも卒業することができます

第2章

糖尿病の正体

糖尿病はインスリンではなく、ミネラルの病気

第1章では、糖尿病にまつわる疑問を通して、常識と思われていたことが実はそうではなかったということを紹介しました。この章では、さらに詳しく糖尿病とはどういう病気なのかを説明しましょう。

結論から言えば、糖尿病とはミネラルの病気である、と私は考えています。繰り返しになりますが、大事なことなので、ここでもう一度おさらいしましょう。

糖尿病の人はたしかに膵臓のβ細胞のミトコンドリアが疲弊し、インスリンの分泌が減っています（インスリンの分泌がゼロになっている「1型糖尿病」については56ページで改めて紹介します）。しかし、インスリン自体は十分に出ている糖尿病患者さんも3、4割いることも事実です。

インスリンは出ているのに、インスリンが効かない。その原因は、第1章でも書いたとおり、GTF（グルコース・トレランス・ファクター）の不足です。

一般的に「インスリンというホルモンが血糖値を下げる」と考えられていますが、インスリンは単独で機能するわけではありません。インスリンが、細胞の表面にあるインスリン受容体にピタッとくっついて、なおかつＧＴＦが手助けをしてくれてはじめて、細胞はブドウ糖を取り込めるようになります。

血糖値が下がるまでには２段階あると考えていただければ、わかりやすいでしょう。

第一段階では、インスリンが細胞の表面のインスリン受容体にくっついて、ブドウ糖を細胞の表面まで連れてくる。

第二段階では、ＧＴＦの助けを借りてブドウ糖を細胞の中に引っ張り込む。

ですから、血糖値を下げるには、インスリンも不可欠ですが、それだけでは不十分で、ＧＴＦも十分になければいけません。

では、なぜＧＴＦが不足するのか。その大きな原因と考えられるのが、クロムをはじめとしたミネラルの不足です。ＧＴＦは、ミネラルとアミノ酸（タンパク質）でできています。なかでも大事なのが、クロムというミネラルです。

クロムは、カルシウムやナトリウムなどに比べるとあまりなじみがないかもしれませんが、体にとって必要不可欠な、16種類ある必須ミネラルの一つです。カルシウムやナトリウムなどは1日の必要摂取量が概ね100mg以上と多く、体内に比較的多く存在しているため「主要ミネラル（または多量ミネラル）」と呼ばれるのに対し、クロムや鉄、ヨウ素、亜鉛などは体内に含まれる量が比較的少なく、「微量ミネラル」と呼ばれています。

なお、クロムと聞くと、なかにはクロム公害などを思い出し、「有害、危険」というイメージをお持ちの方もいるかもしれませんが、有毒性があるのは六価クロムです。一方、食品のなかでは三価クロムとして存在し、微量ミネラルとして体内で有効に働くのも、三価クロムのほうです。

このクロムがGTFを構成するうえで重要な役割を果たしているので、クロムが体内で枯渇していると、GTFが不足してしまうのです。そうして、インスリンとインスリン受容体が結合しても、細胞へのブドウ糖の取り込みが阻害されてしまう。

これが、「インスリンは出ているのに効かない」という状態の正体です。

そして、このことこそが、糖尿病患者さん全員に共通している現象なのです。

ですから私は、糖尿病の原因はインスリンが出にくくなることではなく、クロムというミネラルが不足することであり、糖尿病はミネラルの病気であると考えています。

インスリンは「血糖値を下げるため」のホルモンではない

先ほどインスリンは単独で機能するわけではなく、インスリン受容体とＧＴＦの存在が欠かせない、と書きました。糖尿病の患者さんが増え、インスリンを打っていることが珍しくもなくなってきたせいか、インスリンという名前は一般の方にも広く浸透しました。ただ、その認識に偏りがあるように感じます。

ほとんどの方は、「インスリンは血糖値を下げるホルモンである」としか理解していません。これは間違いではありませんが、インスリンの本来の役割を言い当てているとは言えません。

血糖値が下がるということは、血液中に存在していたブドウ糖が血管の外に運び出されるということです。では、血液内から消えたブドウ糖はどこに行くのでしょうか。

これまで書いてきたとおり、細胞の中に入ります。

血糖値が上がった、下がったということに注目するあまり、「消えたブドウ糖はどこに行くのか」が忘れられがちですが、血糖値が下がったということは、ブドウ糖が細胞の中にちゃんと入ったということです。

インスリンはブドウ糖を細胞に運ぶ道具で、そのインスリンとインスリン受容体がくっつき、ＧＴＦが手助けをすると、ブドウ糖が細胞の中に入るようになる。その結果、血液中のブドウ糖が減るので、血糖値が下がるという現象が起こるわけです。

糖尿病になると糖を使えなくなる

逆に血糖値が下がらないということは、血液中のブドウ糖がうまく細胞の中に入っていかないということです。糖尿病で高血糖状態が続いている人は、血液中にはブドウ糖がたくさん溢れているにもかかわらず、肝心の細胞に入っていかないわけです。そのため、エネルギー源として使われないまま、尿に流れ出てしまいます。

ごく簡単に言えば、10キロのエネルギー源を投入しても1キロ分ほどしか使えず、残りの９キロ分はそのまま垂れ流しているようなものです。

しかし、口から摂り入れたものが血糖という形になるまでには、かなりのエネルギーを要します。まず、デンプン（多糖類）やショ糖（二糖類）といった形で摂り入れたものを、さまざまな酵素を駆使して、単糖であるブドウ糖に分解するまでに、それなりにエネルギーを使います。

それを小腸で吸収し、血管へ運び、全身をくまなく巡らせるのにもエネルギーを要します。しかも、血糖値が高くなれば、膵臓のβ細胞を総動員してインスリンを出させるわけです。それだけ膨大なエネルギーを使ったにもかかわらず、ほとんどのブドウ糖は尿に流れ出てしまっては、非効率極まりありません。

そうすると、今度は肝臓が「大事なエネルギー源を外に捨てられたらまずい！」とばかりにフル回転し、グリコーゲンという形で蓄積しようとします。そうして肝臓にも負担をかけてしまう。そんななかでお酒を飲めば、肝臓はさらに疲弊します。

エネルギーは使っているのに、肝心のエネルギー源が入ってこない。糖尿病は、摂取した糖をエネルギー源として使えなくなる病気でもあります。だから、糖尿病の人は疲れやすいのです。

糖尿病の初期には、はっきりとした自覚症状はありません。サイレントな病気です。知らないうちに発症・進行して気づいたときにはかなり重症化しているという意味で「サイレントキラー」と言われることもあります。

ただし、高血糖状態が続くと、「疲れやすい」「トイレの回数が増える」「喉が渇く」といった症状が現れてきます。疲れやすくなるのは、先ほども述べたように、糖の代謝が正常に行われなくなり大事なエネルギー源であるブドウ糖が尿に流れ出てしまうため、ブドウ糖を正常に使えなくなるからです。

トイレに行く回数が増えるのは、血液中に余ったブドウ糖を尿とともに体の外に流し出すためです。回数は増えなくても1回の量が増えることもあります。そして、尿が増えるので脱水状態になり、喉が渇きやすくなります。

疲れやすい、トイレの回数が増える、喉が渇く――という、一見つながりのなさそうな症状は、いずれもおおもとをたどれば、ブドウ糖を正常に使えなくなっていることに起因しているのです。

日本人は糖尿病になると痩せていく

ブドウ糖を使えなくなる（細胞内に取り込めなくなる）ということに関連して、もう一つ付け加えると、糖尿病が重症化すると痩せていきます。

糖尿病になりやすい体質と、暴飲暴食や肥満、運動不足といった後天的な要因が組み合わさって発症するのが２型糖尿病ですが、太っている間は、あまり症状は表には出てきません。逆に、食生活は変わっていないのに痩せてきたら、糖尿病がかなり重症化していることを意味します。

なぜなら、痩せるということは、食事で糖質を摂っても、血液中のブドウ糖を細胞に取り込めず、そのまま腎臓から尿として排出しているということだからです。

その段階になるとインスリンもほとんど出なくなっていると考えられます。血糖をエネルギー源として使えないため、体は脂肪や筋肉を分解してエネルギーに変えようとします。だから、痩せていくのです。

これは、日本人の糖尿病の特徴です。

欧米の糖尿病の人は、重症化しても痩せません。それは、欧米人のほうがインスリンの分泌量が多く、日本人のほうがインスリンの分泌が枯渇しやすいということもありますが、脂肪細胞の性質の違いも関係しています。

欧米人の場合、脂肪細胞の数が多く、また、脂肪細胞はあまり代謝していないため、インスリンによって血液中のブドウ糖を取り込みエネルギーをつくるということをしていません。もともとブドウ糖を欲していないので、たとえ糖尿病でブドウ糖を使えなくなっても脂肪細胞は減りません。そのため、欧米人は糖尿病が重症化し、たとえインスリンがでなくなっても太ったままなのです。

一方、日本人の脂肪細胞はそうではありません。遺伝子が異なり、脂肪細胞もインスリンに依存しているため、インスリンが出なくなると脂肪細胞も減っていきます。ですから、日本人の場合、糖尿病が重症化すると、痩せていくのです。

三大合併症が起こる理由

糖尿病は血糖値が高い状態が続いてしまう病気ですが、その怖さは、多彩な合併症にあります。なお、合併症とは、ある病気に伴って起こる病気のことです。つまりは、糖尿病に伴って起こる、新たな病気のこと。

糖尿病は初期こそほとんど自覚症状はなく、「糖尿病」と診断されても、痛くもかゆくもないものだから、そのまま放置してしまう人が多いのですが、高血糖状態が長く続くと、血管が傷つき、血流が悪化し、さまざまな合併症を起こすようになります。

なかでも、代表的なのが、「糖尿病網膜症」「糖尿病腎症」「糖尿病神経障害」の三つです。糖尿病に特有の合併症で、三大合併症と呼ばれています。いずれも、長年高血糖状態が続くことで、細い動脈や毛細血管がじわじわとダメージを受け、詰まったり血液が漏れるようになったりした末に起こる病気です。

目の奥にある網膜には、光や色を感じる神経細胞が敷き詰められていて、その神経細胞に酸素と栄養を送るために毛細血管が張り巡らされています。高血糖状態が続くと、まず細い血管からダメージを受けるので、毛細血管が集まっている網膜も、真っ先に影響を受けやすいひとつです。そうして、網膜に張り巡らされた毛細血管がダメージを受けて詰まったり出血したりして起こるのが糖尿病網膜症です。

糖尿病網膜症は、早期にはほとんど自覚症状がありません。気づかないうちに進行していることがあるため、糖尿病の人は眼の状態も定期的に調べることが大切です。重症化すると、視力が低下したり、飛蚊症といって黒い虫のようなものが動いて見えるようになったり、最悪の場合、失明することもあります。

腎臓は、血液をろ過し、必要なものは再び血液として戻し、要らないものは尿として出しています。ろ過するフィルターの役割を果たしているのが、腎臓の「糸球体」と呼ばれる部分で、毛細血管が糸玉のように丸まったものです。

高血糖状態が続くと、この糸球体にもダメージが生じるので、腎臓のろ過機能が低下してしまいます。そうして、糖尿病腎症を起こすのです。

糖尿病腎症が進むと、本来は体にとって必要なはずのタンパク質が尿に漏れだすようになり、さらに重症化すると、ろ過機能をほとんど果たせなくなり、血液中に老廃物がたまり、尿毒症と呼ばれる症状を引き起こします。そして腎臓がほとんど機能を果たせなくなると、人工的に血液をろ過する人工透析が必要になります。

もうひとつの糖尿病神経障害は、高血糖状態が続くなかで、体の各部分に張り巡らされた末梢神経に酸素と栄養を届ける血管がダメージを受けたり、神経細胞の中に不必要な物質が溜まったりした結果、末梢神経に障害が起こる病気です。三大合併症のなかでも最もよく起こる合併症です。

糖尿病網膜症や糖尿病腎症は初期にはほとんど自覚症状がありませんが、糖尿病神経障害の場合、初期から手足のしびれという形で自覚症状が現れることが多いので、ほかの二つに比べるとご自身で気づきやすいと言えるでしょう。ただ、神経障害が進むと、感覚が鈍くなるので、痛みや熱さも感じにくくなり、ケガや火傷をしても気づかずに悪化させてしまい、潰瘍ができたり壊疽（組織が腐ってしまうこと）ができたりして、足の一部を切断せざるを得なくなることもあります。

ありとあらゆる合併症が起こってもおかしくない

そのほか、糖尿病は、心筋梗塞や脳梗塞、閉塞性動脈硬化症（足の梗塞のこと）といった動脈硬化をベースとした病気、高脂血症（脂質異常症）、脂肪肝、白内障、感染症、皮膚病（真菌症、潰瘍、水疱症など）、骨減少症、認知症といった病気の発症リスクも増やします。

糖尿病に伴って起こる病気と言えば三大合併症が有名ですが、私は、ありとあらゆる合併症が起こってもおかしくないと考えています。現に、前述したような多様な病気の発症リスクを引き上げることがさまざまな研究で明らかになっていますし、そもそも糖尿病になるとブドウ糖を正常に使えなくなるわけです。そうすると、各細胞でエネルギーが不足し、良くないことが起こるのは想像に難くありません。

また、エネルギー源としてブドウ糖を使えなくなれば、酵素の活性も上がらなくなります。9番目の栄養素と言われる酵素は、体内に1万種類以上も存在すると言われ、その一つひとつが異なる大事な役割を持っています。

酵素と言えば、デンプンを分解する「アミラーゼ」や中性脂肪を分解する「リパーゼ」など、触媒として消化活動にかかわる消化酵素の印象があるかもしれませんが、それだけではありません。細胞内の異物やゴミを見つけては解毒分解する酵素、活性酸素を中和してくれる酵素、DNAの傷を修復する酵素……など、私たちの生命を維持するすべての反応に、酵素がかかわっています。

ですから、ブドウ糖を使えなくなり、さまざまな酵素の働きが悪くなれば、ありとあらゆる合併症が起こってしまうことは致し方ないのです。

糖尿病になると免疫が下がる

糖尿病で高血糖状態が続くと、体の免疫力が低下します。このことも、病気が増える理由の一つです。

では、糖尿病になると免疫力が低下するのはどうしてでしょうか。

血液中にブドウ糖が増えると、血液を構成する赤血球や白血球にブドウ糖がくっつきます。なお、血糖コントロールの指標として使われている「ＨｂＡ１ｃ」は、赤血球に含まれるヘモグロビン（Ｈｂ）のうち、ブドウ糖がついたヘモグロビンがどのくらいあるかという割合です。

ヘモグロビンは酸素と結合して、全身の細胞に酸素を運ぶ役割を担っていますが、ブドウ糖とも結合しやすく、ヘモグロビンとブドウ糖が一度結合すると、その赤血球の寿命が尽きるまで（120日ほど）離れません。そのため、血糖値が高い状態が続くと、ブドウ糖がくっついたヘモグロビンの割合（＝ＨｂＡ１ｃ）も高くなるのです。

話を戻すと、赤血球や白血球にブドウ糖がくっつくと、赤血球や白血球の機能が落ちます。そして先に機能が落ちやすいのが、白血球です。

白血球は体内に侵入してきた異物から体を守る役割、つまりは免疫を担っています。白血球の働きが落ちるということは、すなわち免疫力が下がるということです。そのため、感染症はもちろん、がんや膠原病など、免疫に関連したさまざまな病気を引き起こしやすくなるのです。

古墳や貝塚などを調べると、20代、30代と若くして亡くなっている人が多く、その死因の多くは感染症だと言われます。なぜ感染症なのかと考えると、もちろん良い薬（抗生剤）がないために些細な感染症でも亡くなってしまっていたということもあるでしょうけれど、糖尿病によって免疫力が下がっていたのではないかと私は考えています。

農作の始まりとともに米を定期的に食べられるようになったわけですが、逆に言えば定期的に食べられるのは米しかありませんでした。エネルギー供給源が極端に炭水化物に偏ったことで糖尿病の人が増え、免疫力が下がったのだと思います。感染症で多くの人が亡くなっていた背景には、糖尿病があったのでしょう。

また、血糖値が上がると、赤血球や白血球にくっつくだけではなく、余分なブドウ糖が消費されないまま体の中でいろいろな組織や臓器に沈着していきます。血管に沈着すれば心血管系の病気を引き起こし、神経に沈着すればアルツハイマー病などを引き起こす……というように、いろいろな病気を誘発してしまいます。

余ったブドウ糖が体内の組織に沈着し、その組織の機能を下げるということも、糖尿病が万病のもとと言われる所以です。

1型糖尿病と2型糖尿病の違い

ここまで、２型糖尿病の話をしてきました。本書の冒頭でも書いたとおり、とくに記載のない限り、この本では「糖尿病」という言葉を「２型糖尿病」の意味で使っていますが、本来は糖尿病には「1型」と「2型」があります。
ここで、改めて1型糖尿病とはどんな病気なのか、説明しましょう。

1型糖尿病の最大の特徴は、インスリンが出ないことです。1型糖尿病の人はインスリンの分泌がゼロなので、体の外からインスリンを補充しなければ命を維持することができません。

逆に言えば、インスリンさえ適切に打てば、普通の生活を送ることが可能です。また、以前はペン型の注射器を使って1日複数回自分でインスリンを注入する方法しかありませんでしたが今は、インスリンポンプと呼ばれる小さな装置をつけて皮下に持続的に少量のインスリンを注入する方法（インスリンポンプ療法）もあります。この方法であれば、1日に何度も注射する必要はありません。

2型糖尿病はインスリンの病気というよりミネラルの病気だと書きましたが、1型糖尿病に関しては、完全にインスリンの病気です。1型糖尿病の発症は子どもに多く、GTFが消費されているとは考えにくいからです。

では、なぜインスリンの分泌がゼロになってしまうのでしょうか。

２型糖尿病の場合、糖尿病になりやすい体質に、良くない生活習慣が重なって発症するのですが、１型の場合は、生活習慣は関係ありません。インスリンをつくっている膵臓のβ細胞が破壊され、インスリンをつくれなくなることが原因です。

膵臓のβ細胞が破壊される原因で最も多いのは、免疫異常です。本来ならば体にとって害となる異物を捕まえ、攻撃することで体を守っている免疫細胞（白血球）が、インスリンを異物と認識して攻撃してしまうため、そのおおもとであるβ細胞が破壊されてしまうのです。

自己と非自己の区別を間違ってしまうという意味で、１型糖尿病も、関節リウマチ（免疫系が関節内に炎症を起こし、骨や軟骨を壊してしまう病気）などと同じ「自己免疫疾患」と捉えられています。

ただし、なぜ免疫細胞がインスリンを異物とみなし、β細胞を攻撃してしまうのか、その理由はいまだにわかっていません。風邪などのウイルス感染がきっかけとなって１型糖尿病を発症するケースも報告されていますが、その因果関係についてはまだ研究中です。

また、１型糖尿病のおよそ9割は、こうした自己免疫の異常によるもの（自己免疫性）

１型糖尿病と２型糖尿病の比較

	１型糖尿病	２型糖尿病
インスリン	出ない	個人差があるが、必要最低限の量は出ている
GTF	足りている	不足している
プロインスリン*	一般的にはない	ある
主な原因	膵臓のβ細胞が破壊され、インスリンをつくれなくなる	クロムなどのミネラル不足からGTFが不足しインスリンとインスリン受容体が結合しにくくなっている
病気のスピード	急に発症し、進行する	気づかないうちに発症し、ゆっくりと進行する
症状	痩せる、疲れやすい、喉が渇く、多尿	初期には自覚症状はない。血液検査で発覚することがほとんど
治療	インスリン治療が不可欠	食事療法と運動療法が基本
発症年齢	若い人が多い。ただ、大人の１型糖尿病も増えている	40歳以上に多く、60歳を過ぎると急激に増える。ただ、子どもの２型糖尿病も増えている

＊61ページ参照

ですが、残りの1割は、「特発性」と呼ばれ、原因がわかっていません。

病気の進むスピードも、1型糖尿病と2型糖尿病では異なります。

2型糖尿病の場合、気づかないうちに発症し、自覚症状もほとんどないまま、年数をかけてゆっくりゆるやかに進行していくのに対し、1型糖尿病は急激に発症し、急速に進みます。

2型糖尿病では痩せていくのは重症化してからですが、1型糖尿病の場合、インスリンが出ないために細胞にブドウ糖が取り込まれないので、早い段階から痩せていきます。また、ブドウ糖をエネルギーに変えられないわけですから疲れやすく、血糖が尿として流れ出ていくため「尿の量が多い」「喉が渇く」といった症状も、1型糖尿病でよくみられる症状です。

1型糖尿病は、その進行スピードによって、「劇症1型糖尿病」「急性発症1型糖尿病」「緩徐進行1型糖尿病」の三つに分けられ、なかでも劇症1型糖尿病は発症してから1週間前後でインスリンがまったく出ない状態に陥ります。

発症時の平均血糖値は800㎎／㎗ほどと高い一方で、HbA1cはそう高くはありません。劇症1型糖尿病ではほんの1週間ほど前までは血糖値は正常なので、過去1、2か月の血糖値の平均が示されるＨｂＡ1ｃには表れないのです。それだけ急激に発症するということです。

この劇症1型糖尿病の9割は20歳以上で、発症時の平均年齢は30〜40代と、大人に多いという特徴もあります。

一方、1型糖尿病のなかでもっとも多いのは、急性発症1型糖尿病です。糖尿病の症状が出はじめてからおおよそ3か月以内にインスリンがまったく出ない状態に陥ります。

そして、緩徐進行1型糖尿病は、半年から数年かけてインスリンを分泌する能力が低下していくタイプです。そのため2型糖尿病と似ていますが、免疫細胞が膵臓のβ細胞を攻撃するときにできる自己抗体の有無を調べることで、緩徐進行1型糖尿病かどうかを診断することができます。

なお、急激に発症する劇症1型糖尿病では、自己抗体は見られません。つまり、自己免疫性ではなく、原因不明の突発性の1型糖尿病なのです。

大人の1型糖尿病が増えている

劇症１型糖尿病は別として、「１型糖尿病は子どもに多い病気」というのがこれまでの常識でした。ところが、最近、大人の１型糖尿病が増えています。子どもの頃に１型糖尿病を発症した患者さんが大人になるという意味ではなく、30代、40代になってから突然１型糖尿病を発症する人が、なぜか増えているのです。

残念ながら、理由はわかりません。ただ、子どものうちに発症していた従来の１型糖尿病と違うのは、大人になって発症した人では、多くの場合、「プロインスリン」は十分にあるということです。

プロインスリンとは、インスリンのもととなるもの（専門用語では「前駆体」と言います）のこと。インスリンは膵臓のβ細胞でつくられますが、最初からインスリンとして単体で出てくるわけではありません。いくつかのタンパク質がつながったプロインスリンという形でつくられ、それが分解酵素によってインスリンとCペプチドというものに切り分けられて血液中に分泌されるのです。

このとき、インスリンとCペプチドはそれぞれ１分子ずつできます。同じ割合でつくら

プロインスリンが切り分けられ、インスリンに

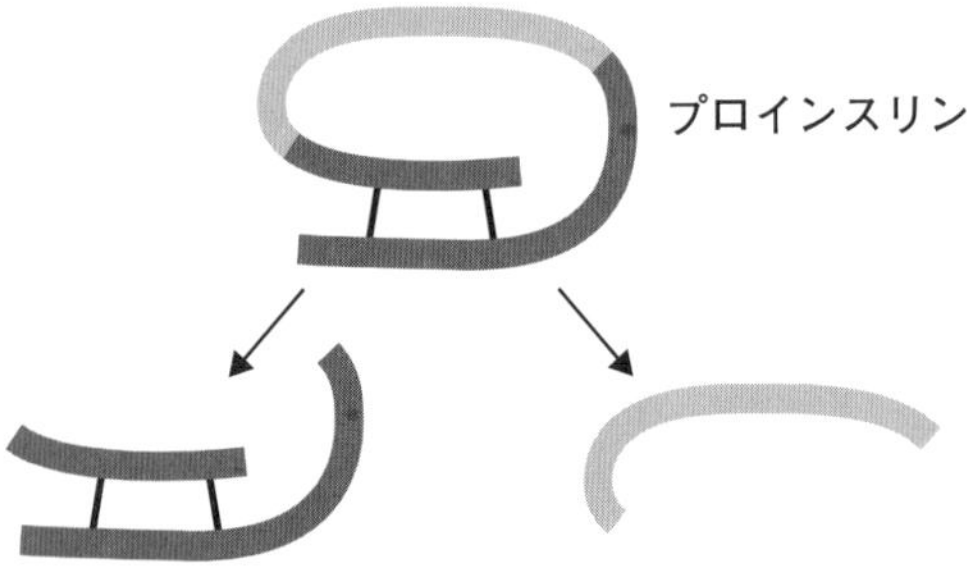

れるということは、Cペプチドの量を測ればインスリンの分泌量も推測できるということです。Cペプチドは、インスリンとともに血液中に分泌されたあと尿として出ていくので、インスリンの分泌力を調べる方法の一つとして、尿中のCペプチドの量の測定や血中のCペプチドの濃度の測定が利用されています（そのほか、血液中のインスリンの濃度を調べる検査もあります）。

さて、話をもとに戻しましょう。1型糖尿病の定義はインスリンが絶対的に不足している（出ない）ことですが、インスリンのもととなるプロインスリンについては、ある人とない人がいます。

そして、従来の子どものうちに発症した1型糖尿病患者さんはインスリンもプロインスリンもまったくない人がほとんどである一方で、最近増えている大人になってから急に1型糖尿病を発症した人は、プロインスリンはあるけれどインスリンがないというパターンが多いのです。

「インスリンもプロインスリンもない」とはどういうことかと言えば、膵臓のβ細胞が潰れてしまっているため、つくれないということです。

では、「プロインスリンはあるのにインスリンがない」とはどういうことかと言えば、β細胞が壊れていたらプロインスリンは作れないはずなので、β細胞はあるということです。ただ、プロインスリンをインスリンとCペプチドに分けるための分解酵素が機能不全に陥っているのでしょう。

なぜ機能不全に陥っているのかはわかりません。何らかの化学物質が作用しているのではないかとも言われますが、今のところ原因不明です。

今言えるのは、大人の1型糖尿病が増えていて、それは「免疫系が膵臓のβ細胞を攻撃してしまう」という従来の1型糖尿病の典型的なパターンとは違う病気の成り立ちで生じているということです。

第3章

9割治る糖尿病治療

末期がんの治療医が糖尿病治療をはじめた理由

この章では、私が行っている糖尿病治療の内容について説明したいと思います。

進行がんや末期がんの患者さんの治療をしてきた私が、糖尿病の治療にもかかわるようになった最初のきっかけは、知人からの相談でした。

「はじめに」でも書いたように、がんの治療では、免疫治療、遺伝子治療、温熱療法、サプリメント、ヨードを組み合わせた複合治療を行っています。そして、サプリメントもさまざまなものを吟味し、良い結果が得られたものを複数組み合わせて使っています。その一つを製造・販売されている会社の社長さんが重度の糖尿病になったのです。

その方は40歳前後から糖尿病と診断されていたものの、多くの方と同じように、「なんともないから」と10年以上放置していたそうです。ところが、7％台だったＨｂＡ１ｃが気づいたときには12～13％台になり、その頃には体がむくみ、もともとは低かった血圧が急に上がりはじめ、１６０ｍｍＨｇを超えるようになりました。

糖尿病と血圧に関係があるのか、と思うかもしれません。でも、糖尿病の合併症で腎機能が低下すると、血液のろ過機能がうまく働かなくなって血液の量が増えたり、腎臓から血圧を上げるホルモンが出たりして、血圧が上がるのです。

それでようやく病院で調べ直したところ、糖尿病が進行していることがわかり、最初は飲み薬（血糖降下薬）で何とかコントロールしようとしたものの難しく、インスリンを導入することになりました。

ところが、インスリンを導入して血糖値が下がったと思ったら、明らかに合併症が進み、まず視力障害がはじまり、腎機能も知らず知らずのうちに低下して、むくみもひどくなり、肺に水が溜まり、あるとき緊急入院をすることに。その頃には、透析も避けられないだろうと主治医に言われるようになったそうで、「なんとか回避したいのですが、どうしたらいいでしょうか？」と、私のところに相談があったのです。

それまで私は糖尿病の患者さんを直接診たことはありませんでした。がんの患者さんのなかには糖尿病も持っている人が多いものの、がん治療には全身状態の改善が欠かせません。血糖値が高ければ免疫力が下がって治療が難しくなるので、糖尿病を持っている人には「まずは血糖値を下げてから来てください」と言っていたのです。

でも、結果的には、糖尿病を診ていなかったことが良かったのだと思います。常識にとらわれることなく、まっさらな気持ちで糖尿病という病気について考察し、研究し、現在の治療法に至ることができたからです。

新たな治療法にたどり着くまで

糖尿病について調べているうちにまずわかってきたのが、GTF（グルコース・トレランス・ファクター、糖耐性因子）が重要であるということでした。このことはすでに第1章、2章で繰り返し述べたとおりです。

GTFの正体は何かといえば、クロムを中心としたミネラルがくっついた酵素なので、当時、すでにアメリカではクロムのサプリメントが非常に売れていました。ただ、海外事情に詳しい人たちに話を聞くと、「確かにクロムのサプリメントは爆発的に売れている。でも、糖尿病の患者さんは全然減っていない」というのが共通した認識でした。

ということは、どこかに問題があるはずです。それで、文献を調べたり、漢方や栄養学の先生たちに話を聞いたりするうちにわかったのは、ミネラルは簡単には体内に吸収されないということでした。

一方、社長自身も、人脈を駆使しながら、国内外のさまざまな情報を集めていました。そうして「中国に糖尿病に非常に効果のある漢方があるらしい」という話を耳にしたのです。ただ、医師でなければ本当に良いものなのかどうか判断が難しいということで、私も一緒に中国に行くことになりました。それが、２０１２年の冬のことです。

中国にはさまざまな漢方薬があり、「糖尿病に効く」と言われているものも昔からいろいろとあります。そのなかで紹介されたのが、上海で糖尿病を研究しておられる汪先生のグループでした。汪先生らが扱っていたのは、中国で一子相伝のような形で昔から伝えられてきた漢方薬で、もともとは眼に良いとして使われていたものの、糖尿病に非常によく効くことがわかり、今では糖尿病の薬として使われているというものでした。

話を聞くと、クロムが突出して多いわけではないものの、ミネラルが豊富に入っているそうで、実際に社長が飲んでみると、数日後には足のむくみがひきはじめたのです。

ただ、「良さそうだが、足りない」というのが、私の率直な印象でした。

そこで、汪先生と秘密保持契約を交わし、汪先生の漢方薬をベースに、より効果的なものをつくりあげるための共同研究を始めました。

まず行ったのは、その漢方薬の原料を明らかにしてもらい、北里大学や富山大学などに協力してもらいつつ、本当に効果があるのかどうかを確認する作業です。同時に、クロムなどのミネラルを体内に吸収されやすくするには何が必要なのかを探す研究を始めました。

ミネラルは特定のタンパク質に引っ付いて体内に吸収されることがわかっています。たとえば、鉄や銅、亜鉛など、体内での働きが判明しているミネラルについては、それぞれどんなタンパク質にくっついて運搬されるのかも明らかになっています。また、それぞれの専用のタンパク質を作る遺伝子も見つかっています。

クロムにもそういう専用のタンパク質があり、何かにくっつければ体内に吸収されやすくなるはずです。それを見つける研究を重ね、試行錯誤の末、「これだ」というものが見つかったのが、1年ほど経った頃のことでした。動物実験で、確かに吸収され血液中に移行していることが確かめられたのです。

そうして、汪先生から提供された漢方薬にいくつかの成分を加え、クロムなどのミネラルが体内に吸収されやすいように改善していきました。

糖尿病の遺伝子をもっているのに糖尿病にならない沖縄の村

ところで、糖尿病はミネラルの病気だと考え、この考えをもとに治療法を模索していったのには、もう一つの理由があります。

沖縄県に、ほとんど糖尿病の人がいない村があるのです。しかも、その村の人たちは、糖尿病になりやすい遺伝子を持っているにもかかわらず、糖尿病になっていないのです。

そのことを発見したのは、京都大学医学部出身で、私の一学年下の益崎裕章先生です。現在は琉球大学医学部第二内科の教授になられています。

なぜその村の人たちは糖尿病にならないのか、不思議に思った益崎先生は、その村では何を食べているのかを調べました。そうしてわかったのが、生のゴーヤをたくさん食べているということでした。そこで、生のゴーヤをすりつぶして糖尿病の人に飲ませたところ良くなったそうです。

そうすると次に気になるのが、「ゴーヤの成分のうち何が効いているのか」でしょう。

益崎先生もそれを調べ、最終的に候補に挙がったのがクロムでした。

糖尿病の人がいない村でよく食べられていたのは、クロムなどのミネラルが豊富な生のゴーヤだったという話は、ＧＴＦが大事という話にも合致します。

私は、この沖縄県の村の話を知り、糖尿病はミネラルの病気なのだという思いを強くしました。

社会的なインパクトはがん以上

先ほど糖尿病の患者さんを直接診たことはなかったと書きましたが、ただ、以前から糖尿病という病気には関心を持っていました。

なぜなら、私が治療に取り組んできた「がん」という病気はいずれ克服され、不治の病ではなくなる時代がもうすぐ来るはずだと考えていたからです。実際、「はじめに」でも紹介したように、がんにまつわる研究や治療法はこの数年の間でも大きく進歩しています。

今でこそ、がんは日本人の死因の1位であり、国民病と恐れられていますが、近い将来にがんが怖い病気ではなくなる時代がくるでしょう。そうなったときに、次に何が社会にとって最もインパクトのある病気になるかと考えると、真っ先に思い浮かんだのが糖尿病でした。

糖尿病の有病者は全国に１千万人います。予備軍も加えると、２千万人になります。私たちがこのままの生活を続ければ、今後も確実に増えるでしょう。

多いのは患者さんの数だけではありません。医療費を考えると、実はがん以上に負担が大きいのです。

現在一般的に行われている糖尿病の治療は、生涯、薬を飲み続けるというものです。40代で糖尿病になれば、その後、30年、40年、50年……と薬を飲み続けなければなりません。たとえひと月分の医療費はそう高くなくても、１年分、10年分、30年分と積み重なれば、かなりの金額になります。

たとえば、月に１回診察を受け、飲み薬（血糖降下薬）を２種類飲んでいれば、医療費は月に５千～６千円ほどかかります（３割負担の場合の自己負担分）。飲み薬に加えてインスリン注射も打っていれば、月額の医療費は自己負担分のみで１万円ほど（３割負担として）になります。

そうすると、1年間で、飲み薬のみでも6万円～7万2千円、インスリン注射も加わると12万円、10年間となると60～72万円、あるいは120万円、30年続いたら180～216万円、あるいは360万円です。

さらに、合併症があると、医療費は格段に膨れ上がります。なおかつ、合併症の数が増えるにつれて、医療費も上がっていきます。

ですから、糖尿病になったがためにその人が生涯で支払わなければならない医療費というのは、かなりの金額になるのです。

一方、国全体の医療費は、糖尿病のみで1兆2239億円かかっています。

これは、厚生労働省が公表している「平成29年度 国民医療費の概況」の傷病分類別の額を見たものです。悪性新生物（がん）の欄を見ると、3兆8192億円なので、「がんのほうが3倍も多いじゃないか」と思うかもしれません。でも、糖尿病の先に腎不全や神経障害、さまざまな血管病が起こることを考えると、糖尿病によって生じる医療費はもっと多いはずです。

こうしたことから、がんが怖い病気ではなくなった後、社会にとって影響の大きい病気となるのは間違いなく糖尿病だろうと考えていました。そのこともあって、糖尿病の研究に真剣に取り組むようになったのです。

歩くだけで糖尿病が良くなった

私が行っている糖尿病の治療について説明する前に、もう一つ、紹介したいエピソードがあります。

先ほど紹介した方とは別に、以前からの知り合いでＨｂＡ１ｃが８〜９％台の人がいました。その方は都心の有名な洋食店にほぼ毎日通い、毎回２５００キロカロリーもあるコース料理を食べていたら、当たり前と言えば当たり前ですが、１年で一気に15キロも太り、糖尿病になってしまったそうです。

当時、その方はヘルスケア関連の仕事をされていたこともあり、「このままではいけない」と困っておられました。そこで、「１日10キロ歩くことを日課にしたら、血液検査の数値が全部良くなった人を知っていますよ」とお伝えしたところ、その方は本当に毎日10キロ歩いたのです。

朝晩、万歩計をつけてトータル10キロ歩き続けたら、あっという間に体重が15キロ減って元に戻り、筋肉質になっていきました。そして、8～9％台だったＨｂＡ１ｃは正常値である5％台にまで下がり、空腹時血糖値も90㎎／dℓ前後になったのです。

その方の場合、食事は相変わらずでした。洋食屋さんでコース料理を食べる頻度こそ多少は少なくなったものの、お酒も好きな方なので、毎日の飲酒は欠かさず続けていました。それでも、体重は落ち、血糖値もＨｂＡ１ｃも良くなったのです。しかも、肝機能をあらわすγＧＴＰなど、血液検査の他の項目も良くなっていました。

そんな自身の経験を受け、その方は、「白川に言われた『歩けば良くなる』は本当だった」と、まわりの人たちにも毎日歩くことを勧め、実際に他の人たちも実践したところ良くなったのです。

そうやって毎日歩くことで血糖値を改善した人を5人ほど目の当たりにし、ＨｂＡ１ｃが8％台や9％台まででであれば薬に頼らなくても運動をしっかり行うことで正常値に戻るのだとよくわかりました。そのことも、「今一般的に行われている治療とは別なもっと良い方法があるのではないか」との思いを強くし、私が糖尿病の研究に真剣に取り組むようになったきっかけの一つでした。

「白川式糖尿病改善プログラム」とは

さて、ここからは、実際にどのように糖尿病の治療を行っているのか、具体的にお伝えしましょう。

私が行っている「白川式糖尿病改善プログラム（以下、改善プログラム）」は、２カ月を基本としたプログラムです。ただし、その人の状態や希望に応じて、期間が前後することはあります。

改善プログラムを受ける方には、まず、かかりつけの医療機関で行った血液検査の結果を提出してもらい、初回の面談を行います。そこで、改善プログラム期間中の過ごし方についてお伝えしています。

プログラム期間中に行っていただくことは、次の二つです。

ひとつは、2週間から1カ月の間、クロムをはじめとしたミネラルを毎日摂っていただくこと。

もうひとつは、食生活を改善し、その日に食べたものの詳細と空腹時血糖値の結果を日誌につけていただくこと。

プログラム中にやっていただくことは、基本的にこの二つだけです。

一つめは、不足してしまったGTFを補うために、その主要な構成要素であるクロムなどのミネラルを体内に吸収することが目的です。一定期間続けていただき、しっかり体内に吸収されれば、プログラムの終了後は再び摂取する必要はありません。

一定期間で終わり、ずっと続ける必要はないというところが、この治療の大きな特徴です。

プログラム中、食べてはいけないもの、控えるもの

食生活については、「ミネラルを補給している間は食べてはいけないもの」と「2か月

のプログラム期間中、控えなければいけないもの」を伝え、守っていただいています。具体的には次のような食べ物を禁止、または控えてもらっています。

《ミネラルを補給している間、食べてはいけないもの》

・種子油分（大豆以外の種子類）

ピーナッツ、クルミ、ココナッツ、アーモンド、ヒマワリなど

・果樹糖分

すべての果物

・糖分の多い野菜

さつまいも、じゃがいも、にんじん、かぼちゃ、とうもろこし、冬瓜など

・魚類の脂肪分（高カロリーな魚類）

太刀魚、ナマズ、ウナギ、ドジョウなど

《プログラム期間中、食を控えなければならないもの》

・炭水化物

白米と白いパンなど、精製された炭水化物の摂取を減らす

・塩分の過剰摂取
めん類やラーメンのスープなど、要注意

・油分
焼き物、揚げ物、燻製、グリルなどをなるべく避ける
焼くときには高品質のオリーブバージンオイルなどを使う

・調味料
砂糖、はちみつ、カレー粉をはじめとしたスパイス類、化学調味料、唐辛子などを避ける

・炭酸飲料・加工飲料（ノンアルコールビール、コーラ、コーヒーなど）
糖分や油分の多い飲料水を避ける

このうち、「食べてはいけないもの」のほうは、ミネラルを吸収させる間のみ、期間限定の話です。豆類や果物は健康に良いイメージがありますし、魚の脂はＥＰＡやＤＨＡが豊富でむしろたくさん摂るべきものとして知られているので、「なぜいけないの？」と思

うかもしれません。

誤解していただきたくないのですが、これらのものは健康に悪いとか、糖尿病に悪いわけではありません。ただ、不足しているミネラルを体内に吸収してＧＴＦが十分に働くようにするという、この改善プログラムの目的を阻害する可能性があるのです。

改善プログラムを始めて、最初の20人ほどには「食べてはいけないもの」はとくに指定していませんでした。「白米や白パンなどの精製された炭水化物は控えてください」「塩分は控えめに」「糖分の多い飲料水も控えめに」といった一般的なアドバイスはしていましたが、比較的自由に食べていただいていました。

そうしたところ、プログラムを開始してから順調に下がり始めていたＨｂＡ１ｃや血糖値があるときポンッと上がることがあり、そのときに何を食べたのかを具体的に確認したところ、挙げられたのがこれらの食品だったのです。

原因を詳しく調べたわけではないため、なかには無関係なものもあるかもしれませんが、栄養士の先生にも相談し、「２週間から１カ月程度であれば全面的に遮断しても害はないでしょう」とのお墨付きをいただいたので、種子類、果物、糖分の多い野菜、脂肪分の多い魚類は、ミネラルを摂取していただく間は一切口にしないでいただいています。ただし、繰り返しになりますが、あくまでも期間限定です。クロムをはじめとしたミネラルを補給する期間が終了したら、普通に召し上がっていただいています。

一方で、「精製された炭水化物」「塩分の過剰摂取」「油分」「調味料」「糖分や油分の多い飲料水」を控えることは、プログラムが終わったあとも続けていただきたい食習慣です。

そのほか、改善プログラム中は、毎日少なくとも1リットル以上の水を飲むことも意識していただいています。

プログラム中、やってはいけないこと

改善プログラム中に行うことは二つと書きましたが、そのほかに、やってはいけないことが三つあります。

ひとつは、飲酒。

二つめは、喫煙。
三つめは、過度なストレスになること。

禁酒はプログラム期間中厳守していただいていますが、喫煙については、禁煙することが過度なストレスになる場合は、最小限にとどめることで許容しています。そして、軽いジョギングやウォーキングを日々の習慣に取り入れ、毎日６時間以上の睡眠を確保し、リラックスして過ごすよう心掛けていただいています。

治療の対象は三重苦にあえいでいる人

私が改善プログラムの対象としているのは、糖尿病患者さんのなかでも、次の三つの条件に当てはまる人です。

・ＨｂＡ１ｃが10％を超えている
・空腹時血糖値が２００㎎／dℓを超えている

・インスリンを打っている、またはインスリンの導入を勧められている

なお、日本糖尿病学会が発表している糖尿病の診断基準は、次のようになっています。

《血糖値》

①空腹時血糖値が１２６㎎／dℓ以上

②ブドウ糖負荷試験（ブドウ糖水を飲んだ2時間後の血糖値）２００㎎／dℓ以上

③随時血糖値（食事のタイミングと関係なく測定した血糖値）が２００㎎／dℓ以上

《ＨｂＡ１ｃ》

④ＨｂＡ１ｃが６・５％以上

①②③④のいずれかが確認されると、「糖尿病型」と判定されます。

このうち、血糖値が糖尿病型（①②③のいずれかを満たす）でＨｂＡ１ｃも糖尿病型（④を満たす）だと、糖尿病と診断されます。

また、ＨｂＡ１ｃは④を満たさず、血糖値が①②③のいずれかのみを満たす場合でも、

糖尿病の典型的な症状または糖尿病網膜症があれば、糖尿病と診断されます。

一方、ＨｂＡ１ｃのみ糖尿病型（④を満たす）の場合、後日、再び検査を行って血糖値も糖尿病型と判定されれば（①②③のいずれかを満たす）、糖尿病と診断されます。

こうした診断基準と比べると、私が改善プログラムの対象としている「ＨｂＡ１ｃが10％超」や「空腹時血糖値が２００㎎／dℓ超」といった数値は、随分と緩いように感じるかもしれません。

でも、改善プログラムの前提としているの三つの条件に当てはまらない軽度の糖尿病の人は、「治療」よりも「運動」を行うことのほうがよっぽど大切です。すでに書いたとおり、実際に毎日歩くことで血糖値を改善した人を複数人見てきました。ですから、医師としては、「歩きましょう」「体を動かしましょう」という指導をしっかり行うべきだと考えています。

一方、ＨｂＡ１ｃが10％を超えている、空腹時血糖値が２００㎎／dℓを優に超えているような人は、食事のたびにインスリン注射を打っても、血糖降下薬を飲んでも、ＨｂＡ１ ｃを７％台、６％台にもっていくことは非常に難しく、血糖値も１８０～１９０㎎／dℓあたりを行ったり来たりすることが多いのです。

実際、改善プログラムに参加された方のなかには、長年複数種類の血糖降下薬を飲み、インスリン注射を打っているにもかかわらず、ＨｂＡ１ｃが10％を超えている人も少なくありませんでした。そして、そのままにしていると、結局は合併症を悪化させ、視力が低下したり、透析を避けては通れなくなったり……ということが起こっています。

ですから、血糖値が一定の領域を超えたら、決して放っておいてはいけません。そのため、ＨｂＡ１ｃが10％を超えている、空腹時血糖値が２００㎎／dℓを超えている、インスリンが必要――という三つを条件にしています。

なお、１型糖尿病の患者さんに関しては、現状、この改善プログラムでの治療は行っていません。もしかしたら、インスリンを切り分ける前の形であるプロインスリンが出ている人であれば治療可能かもしれませんが、確実に治るかどうかはわかりませんから、現状では2型糖尿病の患者さんのみを対象としています。

最初の3人の患者さん

ここまでの説明を読んで、改善プログラムは一般的に行われている糖尿病治療とはまったく違うものであることはおわかりいただけたと思います。まったく違うユニークな治療だからこそ、この改善プログラムを始めるにあたって、最初の３人の患者さんには無料のモニターとして受けていただきました。

そのうちのお一人は、私が糖尿病治療を始めるきっかけとなった方の会社で働いている男性の方です。

その方は、毎晩遅くまで飲んで昼食はカツ丼、牛丼、天丼、焼きそばといった炭水化物中心の食生活を続けていたら、35歳のときに糖尿病が発覚。それでも「糖尿病くらい大丈夫だろう」とほとんど治療を受けることもなく放置し、同じような生活を続けていたところ、ピーク時には１００キロ近くまであった体重が、15年ほど経つ頃には50キロ近くにまで減っていったそうです。

そんな様子を見て心配した奥さんや同僚から「一度病院に行ったほうがいい」と強く言われ、渋々病院に行き、検査を受けたところ、血糖値は６００㎎／dℓを超え、ＨｂＡ１ｃ

はなんと15・2％にまで上がっていたのです。

糖尿病型と判断されるのが「6・5％以上」ですから、15％というとその倍以上。HbA1cが15％というのは、かなり高い数値です。

私はこれまでに100人ほどの糖尿病の患者さんを診てきましたが、そのなかでも突出して高かったのが、この方でした。にもかかわらず、血糖降下薬もインスリンも服用していませんでした。

検査を受けた病院では、医師から「このままだとあなた死にますよ」とまで言われたそうです。しかし、「じゃあ、どうすればいいのですか？」と聞けば「インスリンを一生打ち続けることになります」と言われたため、「努力するから1カ月だけ待ってほしい」と医師に伝え、生活を改善するとともに、モニターとして改善プログラムを受けることを選択したのです。

改善プログラムを始めてからのHbA1cの変化は次のとおりです。

《HbA1cの推移》

改善プログラム開始前日	２０１３年９月21日　15・２％
開始14日後	10月５日　13・５％
開始42日後	11月２日　10・１％
開始84日後	12月14日　７・３％
開始１２０日後	１月18日　６・９％

この方の場合、糖尿病が進んでいたので、ミネラルを24日間にわたって補給していただきました。

その結果、当初15・２％だったＨｂＡ１ｃは、開始から2週間後には13・５％に下がり、ミネラルの補給を終えた頃には10・３％にまで下がったのです。

さらに山中湖近くに住んでいたため、改善プログラムの開始とともに、１周13キロある山中湖を毎朝歩いて1周することを日課にし、食事も野菜中心のメニューに変えるなど、ご自身でも非常に努力されていました。ですから、ミネラルのドリンクのみの効果ではなく、食事と運動の効果も大いにあるのだと思います。

ただ、いずれにしても糖尿病の薬を飲まなくてもインスリン治療を導入しなくても、血

検査値の推移

検査項目	単位	下限	上限	9月21日		10月5日		11月2日		12月14日		1月18日
TP（総蛋白）		6.7	8.3	7.1	⇒	7.1	⇒	7.4	⇒	7.4	⇒	7.4
アルブミンALB		3.9	4.5	4.2	⇒	4.3	⇒	4.5	⇒	4.7	⇒	4.6
T・Bil（総ビルヒン）		0.2	1.2	0.8	⇒	1.1	⇒	1.2	⇒	1.0	⇒	1.0
GOT		13	33	19	⇒	22	⇒	12	⇒	14	⇒	17
GPT		8	42	17		25		15		19		23
rGPT		10	47	26	⇒	23	⇒	19	⇒	17	⇒	20
ALP（アルカリホスターゼ）		115	339	175	⇒	148	⇒	137	⇒	137	⇒	66 L
LDH（乳酸脱水素）		119	229	146	⇒	160	⇒	138	⇒	139	⇒	138
CPK（クレアチンホスホ）		62	287	46 L	⇒	75	⇒	55 L	⇒	57 L	⇒	66 L
Clu（血糖値）		50	100	537 H	⇒	170 H	⇒	151 H	⇒	170 H	⇒	152 H
HbAlc（NGSP）		4.6	5.2	15.2 H	⇒	13.5 H	⇒	10.3 H	⇒	7.3 H	⇒	6.9 H
HbAlc（JDS）		4.3	5.5	14.7 H	⇒	13.0 H	⇒	9.8 H	⇒	6.9 H	⇒	6.5 H
T-CHO（コレステロール）		130	220	216	⇒	197	⇒	194	⇒	206	⇒	213
HDL（善玉）		40	104	77.0	⇒	74.2	⇒	47.7	⇒	80.1	⇒	87.9
LDL（悪玉）		0	140	112	⇒	106	⇒	106	⇒	102	⇒	104
TG（中性脂肪）		30	150	156	⇒	51	⇒	57	⇒	57	⇒	56
UA（尿酸）		3.4	7.8	4.7	⇒	5.5	⇒	5.8	⇒	5.5	⇒	5.5
BUN（尿素窒素）		8	20	17.5	⇒	16.6	⇒	18.7	⇒	15.9	⇒	16.6
Cre（クレアチニン）		0.4	0.8	0.64	⇒	0.71	⇒	0.77	⇒	0.86	⇒	0.84

糖値もＨｂＡ１ｃもそのほか中性脂肪の値なども、劇的に改善しました。

ほかのお二人のモニターの方も同様で、私自身、最初は「ここまで良くなるとは」と驚きました。そして、３人の結果を見て、「糖尿病はミネラルの病気であるという理論はやっぱり正しかったのだ」と確信をもち、自信を持って治療を行えるようになりました。

１００人中98人が治った、改善率は１００％

最初の３人の患者さんが見ごとに良くなり、「これは正しい」との確信を得たので、その後はトライアルという形ではなく、実際に患者さんを募り、治療を始めました。

これまでにおよそ１００人の糖尿病患者さんが「白川式糖尿病改善プログラム」を受け、ＨｂＡ１ｃと血糖値が改善しなかった人は一人もいません。こう書くと、かえって「え、本当？」と信じられないかもしれません。たしかに医療に１００％はないと言われます。私もそう思っていました。

しかし、改善プログラムでは、改善率１００％という結果が出ているのです。これには私自身も驚きました。

改善プログラムは、事前に問診を行うとともに血液検査の詳細なデータを見せてもらい、プログラム期間中は毎日日誌に血糖値の結果と食生活を中心とした生活状況を書き留めてもらっています。それをコーディネーターが毎日電話で確認し、フォローします。そして、その結果を私に送ってもらい、必要に応じてアドバイスを送るという方法で進めてきました。

最初のうちは、本当に驚きの連続でした。私たちはもともと持っている遺伝子や体質に個体差がありますから、医療に100%はあり得ません。ところが、コーディネーターから連絡が来るたびに、「○○さんも血糖値が改善しました」「また良い成績が出ています」と、良い報告ばかりだったのです。

また、改善の度合いも予想以上でした。

糖尿病の治療薬には、膵臓を刺激してインスリンの分泌を促す薬（SU剤など）やインスリン分泌を促進するホルモンを分解する酵素の働きを抑えて血糖値を下げる薬（DPP—4阻害薬）など、飲み薬だけでも7種類ほどあります。こうした糖尿病治療薬を服用しても、HbA1cの改善度合いは1カ月に0・1や0・2程度が一般的です。

ところが、ミネラルの補給と食生活の改善を柱とした改善プログラムでは、１カ月でＨｂＡ１ｃが１も２も下がる人が次々と出てきたのです。とくに、ＨｂＡ１ｃの値がもともと非常に高い人ほど、劇的に改善していきました。

それで始めのうちこそ「すごいねー」と毎回報告を受けるたびに驚いていましたが、あまりにもみなさん順調に改善していくので、すっかり慣れてしまい、「良くなりますよ」「予定通りですね」と、だんだん驚きもなくなっていったほどです。

ただし、一旦はＨｂＡ１ｃと血糖値が正常化したものの、再び悪化した人が２名いました。ですから、糖尿病の治癒率は現状98％です。

20年服用の薬、インスリンを中止できた患者さん

また、改善プログラムを受けた方は、長年糖尿病を患い、インスリン注射や血糖降下薬を使って血糖値を下げている方がほとんどでしたが、１００人中98人の方がＨｂＡ１ｃも血糖値も正常化し、そのうち97人の方はインスリン注射も血糖降下薬も外すことができました。つまり、一人の方以外は、薬もインスリン注射も中止した上でＨｂＡ１ｃも血糖値

も改善したのです。

例外のお一人の方に関しては、ＨｂＡ１ｃも血糖値も下がりましたが、インスリン注射を止めることができませんでした。長年インスリン注射に頼っていたために、プロインスリンからインスリンを切り分ける酵素の状態にばらつきがあったのではないかと推察しています。

もしかしたら、もう少し長くミネラルを補給いただいてプログラムを続ければ、インスリン注射を中止するところまで持っていけたかもしれません。しかし、ＨｂＡ１ｃと血糖値が正常化したことを受けて、ご本人から「もう十分に満足していますので結構です」と言われたため、そこで終了させていただきました。

なお、一旦良くなったあとに悪化したお二人の方は、一度は血糖値もＨｂＡ１ｃも正常化し、インスリン注射を中止することができましたが、プログラム終了後にまたじわじわと数値が上がりはじめ、以前ほどには悪くないものの、しばらくしてインスリン治療を再開することになりました。ただし、血糖値以外の症状、合併症は出ていません。

理由はわかりません。もしかしたら酵素の活性など、体質の違いが関係するのかもしれません。いずれにしても、やはり医療に１００％はあり得ないということでしょう。

でも、97人の方は、インスリン注射も血糖降下薬も中止したまま良い状態を維持することができています。

たとえば、50歳頃に糖尿病と診断され、すぐに飲み薬による糖尿病治療を開始された女性の患者さんは、20年近く薬を服用し続けていました。50代のときには子宮体がんが見つかり、「血糖値が高いままでは手術は受けられない」と医師から言われて、一時的にインスリン注射を併用したこともあったそうです。

その後、無事に手術を受けてがんを克服し、飲み薬のみの治療に戻ったところ、ピーク時にはＨｂＡ１ｃが10％を上回るようになり、69歳のときに私のもとに相談にいらっしゃり改善プログラムを受けられました。

改善プログラムを始めた当初は、「ビグアナイド薬」と「ＤＰＰ―４阻害薬」の２種類の薬を服用されていました。しかし、改善プログラムを始めてしばらくすると、空腹時血糖値が常時１００㎎／㎗を下回るようになり、薬を処方した主治医とも相談してもらい、まずは薬の量を減らし、さらに改善プログラム開始20日後には２種類とも服用を中止することができました。
この方は20年近く血糖降下薬の力を借りて血糖コントロールを行っていたものの、改善プログラムを機に薬から卒業することができ、今も治療薬をまったく服用することのないまま良好な血糖値を維持することができています。

また、現在改善プログラムを受けていらっしゃる別の患者さんは、数十年に渡って糖尿病を患っていて、20年も前からインスリンに頼って血糖のコントロールをされていました。改善プログラムに参加されたときには、24時間作用する「持効型」のインスリンを1日1回と、作用時間が短い「速効型」のインスリンを朝・昼・晩の食事の前に1日3回、それもかなりの単位（量）を打っていました。

食事を摂ったら血液中にブドウ糖が増えるので膵臓が察知してインスリンを分泌するというイメージがあると思いますが、それだけではなく、「基礎分泌」と呼ばれ、常に少量のインスリンが分泌されています。一般的に、その基礎分泌を補うために使われるのが、持効型のインスリンです。一方、速攻型のインスリンは、食後のインスリンの分泌を補うために使われるものです。

この方の場合、２種類のインスリンを１日４回打っていました。

改善プログラムはすでに書いたとおり、ミネラルの補給と食生活の改善を二本柱としていますが、この方は本当に食べるのが好きな方で、料亭に行けば二人前いただいてしまったり、夜中にもお腹が空けば間食をしてしまったり、正直なところ医者泣かせの行動が多々ある方でした。

それでも、ミネラルを摂り始めて２週間ほどすると、急に脂汗をかき、顔が真っ青になることが出てきたのです。これは、典型的な低血糖の症状です。連絡をもらい、急いで血糖値を測ってもらうと、70㎎／dℓくらいまで下がっていました。

低血糖が重症化すると、けいれんや意識障害が起こることもあります。もともと空腹時血糖値が２００㎎／dℓを超えていた人が70㎎／dℓくらいまで下がっているのですから、危険です。まずはインスリンの量を減らし、それでも血糖値が下がってきたので、今度は段階的にインスリンを中止していきました。

現在は、夜に１回打って24時間効果が続く持効型のインスリンのみを残し、以前は朝・昼・晩の食前に打っていた速効型のインスリンはまったく使っていません。それでも、何を食べても、食後の血糖値は１３０㎎／dℓから１５０㎎／dℓ程度にしか上がらなくなりました。

この方は、ご自身の希望もあってミネラルの補給を他の方よりも長く続け、まだ治療を継続中ですが、このままいけば、今後、持効型のインスリンも外すことができると思います。

治療のゴールは、薬から卒業できること

一般的な糖尿病治療では、食事療法と運動療法が基本とは言われつつも、つい人は楽なほうを選択してしまうので、現実は、薬で血糖値をコントロールすることが当たり前になっています。

私が改善プログラムを始め、最初の3人のモニターの方がうまくいき手応えを感じた頃に、糖尿病を専門とする知り合いの医師に、「最近の糖尿病治療はどうなっているの?」と聞いたことがあります。返ってきた答えは、「糖尿病の患者さんは相変わらずとても増えているし、薬で治療をして血糖値が良くなっても、飲まなくなったらまた悪くなる」というものでした。それを聞き、私が行ってきたことは「画期的な治療なんだ」と確信を得

ました。

私は、最終的な治療のゴールは、インスリンや薬に頼らなくても、血糖値が過度に上がらなくなる体質を得ることだと考えています。つまり、自力で血糖値をコントロールできる状態にまでもっていくことです。薬で血糖値をコントロールしている状態では「治った」とは言えません。

そのゴールを実現するために必要なのが、不足しているミネラルを補うことと、食生活をはじめとした生活習慣を正すことなのです。

インスリンはやっぱりゼロではなかった

繰り返しになりますが、２型糖尿病はインスリンが足りなくなる病気ではなく、ミネラルが不足する病気であると私は考えています。

実際に、クロムをはじめとしたミネラルを体内に吸収されやすいようにして一定期間飲んでいただくと、顕著に血糖値もＨｂＡ１ｃも下がっていきます。しかも、それまでは体の外からインスリンを打っていた方でも、インスリンを外した上で良好な血糖値、ＨｂＡ１ｃを維持することができているのです。

私が行っている改善プログラムは、インスリンとインスリン受容体が結合したあとに、ブドウ糖を細胞の中まで引っ張っていくのを助けるＧＴＦを増やすものであって、インスリンの分泌を増やすわけではありません。そもそも疲弊していた膵臓のβ細胞の機能が短期間で回復したとは思えません。

ですから、改善プログラムを機にインスリンを外すことができたということは、もともと最低限必要なインスリンは出ていたということです。

その点は、以前から疑問に思っていました。もちろん1型ではなく、2型糖尿病に限った話ですが、インスリンを打っている人で本当にインスリンが必要な人はどれほどいるのだろうか、本当は打たなくてもいい人もいるのではないか……と思っていたのです。

そして実際に治療を行うと、先ほど紹介した患者さんのように20年間インスリン注射を打っていた方でも、段階的にインスリンを外すことができています。

もしも膵臓のβ細胞がすっかり疲弊してインスリンが出ていなければ、外から補充するしかありません。たとえＧＴＦが増えようと、血糖値は下がらず、インスリン注射は止められないはずです。

ところが、20年インスリン注射を打っていた方も、食前のインスリン注射を中止したときに多少の血糖値の上昇はありましたが、それでも２００㎎／dℓを超えるようなことはありませんでした。他の方も同様です。

改善プログラムでは、インスリン注射や糖尿病治療薬を服用している人には、それまでと同じように服用していただきながらプログラムを実施していただきます。そして、治療の効果が出て、血糖値やＨｂＡ１ｃが順調に下がってきたら、段階的に薬を減らし、最終的に薬から卒業して自立することをめざします。

インスリン注射を止められるかどうかは、一度インスリンを外したあとの血糖値の変動を見て判断するのですが、幸いなことに、インスリン注射を止めたことでそれまで順調に下がっていた血糖値が４００㎎／dℓや５００㎎／dℓに戻ってしまった方は今のところいません。

もちろん、これまで改善プログラムを受けた１００人の方が、たまたま最低限のインスリンの分泌はあったというだけかもしれません。でも、20年間インスリン注射を続けていたような方でも、インスリンを外せていることを考えると、やはり糖尿病の正体はインスリン不足ではなく、ミネラル不足であり、必要最低量のインスリンは出ているのだと思います。

究極のゴールは健康をサポートできる社会をつくること

ブドウ糖を細胞内に引っ張り込む際に活躍するGTFの主要な構成要素であるクロムというミネラルは、すでに書いたとおり、胎児のときに母親から60年分相当が注入されます。それを早めに使い切ってしまうと、GTFが足りなくなって糖尿病を発症するので、不足しているGTFを増やすためにその構成要素であるクロムなどのミネラルを補充してあげようというのが、改善プログラムの肝です。

胎児のときと同じように60年分を補充してあげれば、その先、60年以上生きない限り、枯渇することはありません。そのため、理論上は、糖尿病が再発することもないと考えられます。

こう説明すると、改善プログラムが終わってミネラルさえ補充されれば、また好きなものを好きなだけ飲み食いしていいのか、と期待する方もいらっしゃるかもしれませんが、そうではありません。

以前と同じような生活を送れば、同じようにミネラルを浪費し、60年も経たないうちに使い切ってしまうでしょう。だから、「生活習慣はそのままにミネラルの補給だけ」という選択肢は決してあり得ません。必ず、ミネラルを補給することと生活習慣を見直すことをセットで取り組んでいただく必要があります。


ただ、生活習慣を正そうと思っても、自分の意志だけでできる人、続けられる人はなかなかいません。私は、がんの治療を行うなかでも、そのことを痛感してきました。

がんも生活習慣病ですから、がんという病気の治療においても生活習慣を改善することが欠かせません。たとえば、がん細胞はブドウ糖をエネルギー源としています。ですから、がん細胞にとってエサになるような精製された炭水化物（白いパンや白米）はやめて、白くない炭水化物（玄米や十六穀米、ライ麦パン、全粒粉のパンなど）を食べてください、低体温もがん細胞にとって有利に働くので体を冷やさないように、全身を温めて体温を上げることを意識してください――などと、がんの患者さんにはいつもアドバイスを送っています。

ところが、複合的な治療を行って一旦はがんが縮小したり、画像上は見えなくなったりしても、1年ほど経ってから「つい元の生活に戻ってしまいました」「また治療してください」と駆け込んでこられる方がいらっしゃるのです。せっかく良くなったのにもったいない……と、悲しく、むなしく感じていましたが、清く正しい生活をずっと続けられるほど意思の強い人はなかなかいないのだと、だんだんわかってきました。

そもそも自分の意思だけで続けるのは現実的に難しいのかもしれません。だからこそ、生活習慣病と言われる病気がこれだけ増えているのでしょう。

たとえば、仕事や立場によっては、接待やら会食やらで毎晩遅くまで飲み食いするのが当たり前という人もいるかもしれません。また、会社勤めの人であれば、「これから一杯行こうか」と上司に誘われれば、断ることは難しいでしょう。「生活習慣を見直しているところなので」と断れば、「付き合いが悪い」と言われたり、出世に響いたりするかもしれません。

会社や仕事上の人間関係を悪くすることなく、健康も保てる方法をなんとか見出していただきたいと思います。たとえば、平日はどうしても接待や会食が入るなら、その分土日は胃腸を休め、リラックスできる時間を意識的に作るとか、あるいは、飲み会への参加は

２回に１回にするとか、方法はあるはずです。

ミネラルを一定期間補給することで、糖尿病は改善することができます。その上で、食生活を気にかけ、１日１キロでも２キロでもいいので歩き、クロムなどのミネラルを消費するペースをゆっくりにすることができれば、その先、特別な治療を行う必要はなくなります。改善プログラムというのは、その新しい生活に心身を慣らしていく期間だと考えています。

一人で続けることが難しいのなら、家族や友人など誰かと一緒に取り組むとか、まわりの人にサポートしてもらう体制をいかにつくるかが大事です。

本来は、会社も、社員の健康を邪魔するのではなく、社員が良い生活習慣を身につけることをサポートすべきでしょう。一人ひとりが健康な生活習慣を身につけられるようサポートできる社会を実現することが、本当の意味でのゴールだと私は考えています。

患者さんの話①小野さん

合併症で心不全、網膜症、透析と進んだものの、インスリンは卒業、透析からの卒業にも希望が見えてきた

私は40歳になるかならないかの頃に糖尿病が見つかり、長い間放置していました。仕事のストレスや、深夜遅くにとる食事など、悪い生活習慣が重なった結果なのでしょう。当初は7％台だったＨｂＡ１ｃが12％台、13％台に上がり、同時に血圧も上がっていきました。

血圧はもともと低かったのですが、じわじわと上がりはじめ、一日１６０㎜Ｈｇを超えると、１８０㎜Ｈｇを超えるのはあっという間でしたね。また、尿検査を行うと、尿たんぱくが「プラス２（強陽性）」に。むくみもひどくなっていました。今思えばそのときに養生しなければいけなかったのだと思います。

それと、これも「今思い返せば」の話ですが、市販薬を自己判断で飲んでいたのも良くなかったのかもしれません。自己判断で薬を飲んでいると、腎臓を悪くすることがあると聞きますが、私はまさにそうでした。

ある年、花粉症がひどくて、いつも飲んでいた市販薬を少し多めに飲んでいたら、やり過ぎてしまったのか、突然高熱が出て、１カ月ほど寝て過ごすことになったのです。それからですね、クレアチニン（腎機能の指標のひとつ）の値がどんどん上がっていきました。また、手のしびれや足先の感覚の衰えも出てきて、足は常に靴下を一枚余計に履いているような感じでした。糖尿病の合併症で末梢血管がやられていたのでしょう。

そんな状態でしたので、病院に行くとすぐさま入院することになり、食事療法と薬物療法が始まりました。そして、インスリン治療も導入することになったのですが、インスリンを導入してすぐに新たな合併症が出たのです。

インスリン注射を打てば急激に血糖値が下がりますが、そうすると、それまでは何とかバランスを保っていた血管が、急激な環境の変化によってバランスを崩すのでしょう。それで細い血管がダメージを受けるのではないかと言われています。

私の場合は、まず目にきました。眼底出血がみられ、視力障害が始まり、眼科では「失明を回避できるかどうかの瀬戸際」と言われ、手遅れに近い状態でした。それで週に２回レーザー治療を受けたのですが、糖尿病網膜症の進行は止まりませんでした。

その間に腎臓のほうも悪化し、クレアチニンの値が一気に動き、5㎎／dℓを超えるようになりました。クレアチニン値は1・0㎎／dℓ以下が正常で、腎臓の働きが衰えてくると上がってきます。5㎎／dℓというのは、腎臓を休めることで元に戻れるかどうかの分岐点だそうです。

結局私は、人工透析を受けることになったのですが、その前に心不全を起こしました。腎臓の働きが低下すると、体内の水分が十分に排出できなくなるため、むくみが出ます。私もむくみはありましたが、そこまで急激に腎機能を失っていったとは自覚していませんでした。ところが、知らぬ間にどんどん体に水がたまり、18キロほど溜まっていたそうです。

あるとき、かかりつけの病院の先生から「あなた、苦しいでしょう？」と聞かれ、「はい、呼吸が苦しいんです」と答えると、「このままでは3日もしないうちに死んでしまいますよ。大至急、腎臓内科のある病院に行って手当てしてもらってください」と言われました。

息苦しかったのは、体内に水が溜まり、肺が3分の1ほど水浸しになっていたのが原因でした。肺が水浸しになれば、うまく酸素を取り込めなくなります。そして、心不全を起こしたのです。

紹介状を持って近くの市民病院に行ったのですが、そのときにはふらふらでした。診察の途中で「あなたはもう立てないと思いますよ」と言われ、試しに立ちあがろうとしたら、本当に立っていられませんでした。というよりも、座っているのもきつくて、そのまま入院になりました。

病室に移動すると尿道に管を入れられ、水を出したのですが、そのうちに意識が薄れていって、うつろな状態が２日ほど続きました。先生には「あと１、２日遅かったら、心不全で危なかったかもしれません」と言われました。

インスリンから卒業、失明も回避

そうした経過を経て、私が白川先生の指導のもと、ミネラルの補給を始めたのは、インスリン治療を始めてから３カ月後のことです。飲み始める前は、血糖値は６００㎎／dℓ以上が常で、ＨｂＡ１ｃは12・５％ありましたが、４日目あたりから顕著に血糖値が下がりはじめました。

空腹時血糖値の推移

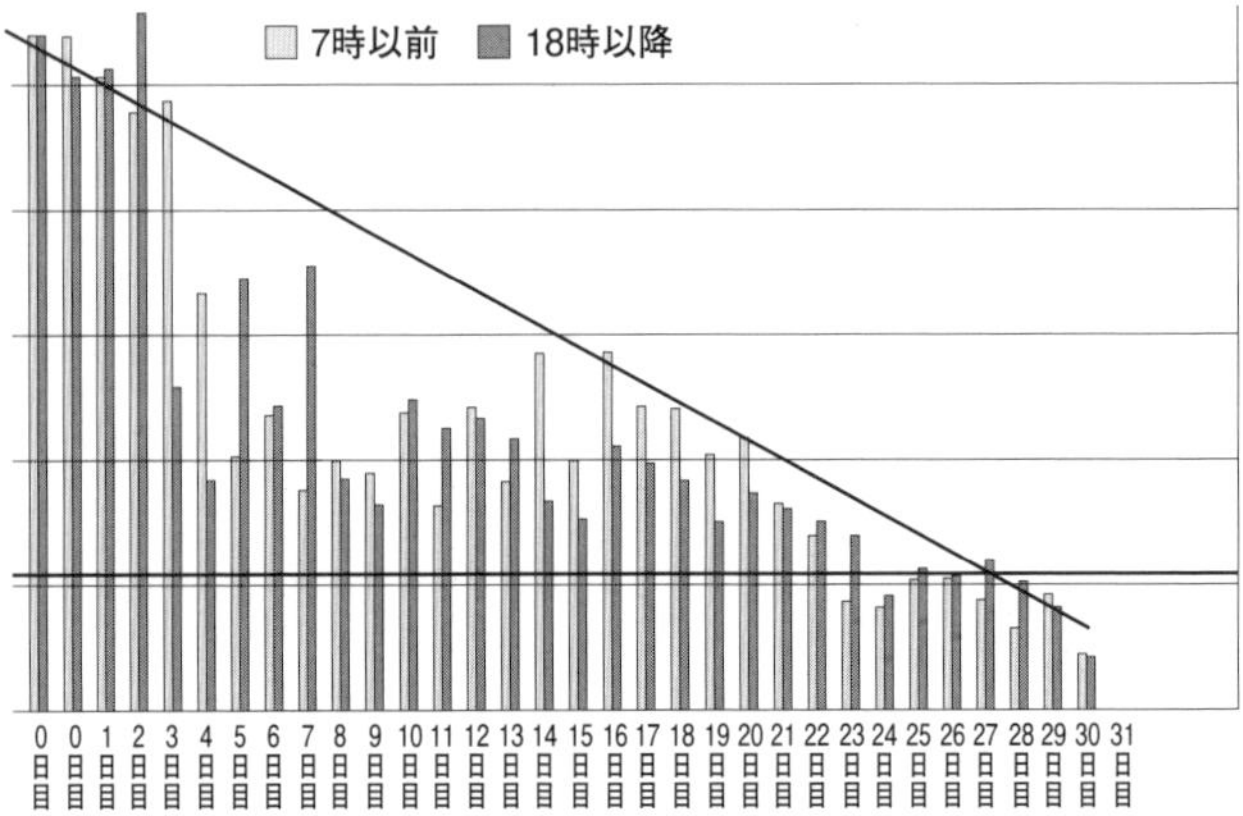

最初にミネラルを補給した期間は2週間でしたが、2週間が経つ頃には血糖値は300㎎／dℓ台に下がり、HbA1cも11・2%に。その後も順調に下がっていき、HbA1cは最大で5・4まで下がりました。

それで、インスリン注射は卒業することができました。そのおかげで目のほうは早めに手術をすることができたのです。

網膜症の手術のとき、局所麻酔なので意識があり、先生たちの会話が聞こえるんですよね。「糖尿病が長いから血管がね……」とか「出血が止まりづらいね」なんて言われながらも、無事に手術が終わり、止血もできて、失明は免れました。

今はめがね矯正で右が0・075、左が

0・025です。目の中心部に出血が多かったので、一番大事な黄斑をやられてしまい、見たいところが見えにくい不思議な見え方になり、全体的には曇りガラス越しに見ているような感じではありますが、それでも失明しなくて済んだのは本当に良かったです。

そう言えば、かかりつけの病院の主治医に、「インスリン注射は止めました」と報告したら、「え?」とびっくりしていましたね。糖尿病内科の先生なので「今まで勝手にインスリンを止めた人はいるけれど、インスリンを止めて血液検査の結果が良くなった人は初めてだ」と言われました。生涯インスリンを打つものだと信じて治療をされてきたわけですから、先生はかなりショックだったようですね。

透析をしながらも尿が出るようになった

ただ、腎臓のほうは進行を止めることができず、透析になりました。それで、白川先生に相談し、3年経って再びミネラルを補給しています。

前回は2週間でしたが、今回はもう少し長期間にわたって飲む予定です。実は、視力検査の結果は変わらないものの、自分の感覚では、見え方は随分良くなりました。それに、血液検査では、コレステロールとかBNP（心臓に負担がかかると分泌されるホルモン。数値が高いほど負担が大きい）などの項目が改善しました。とくにBNPは1カ月で半減しました。

それから、透析をしていると心臓が肥大しやすく、心胸比（肺の幅に対する心臓の幅の割合）というものを測ります。心胸比50％未満が透析治療中の男性の目安で、透析を受けている人は皆さん苦労されているんですね。水分を抑え、タンパク質を制限し、体重をコントロールしてようやくクリアできるのです。でも私は、好き勝手に食べているわけではありませんが、一般の皆さんと同じような食生活で心胸比48％を維持できています。

もう一つ大きな変化が、おしっこが出るようになったことです。腎臓をやられてからおしっこが出なくなっていたのですが、ミネラルのドリンクを再び飲むようになって徐々におしっこが出るようになりました。1年以上出なかったおしっこが出るようになったのですから、びっくりしましたね。おかげで透析は少し楽になりました。

透析が終わったあとのクレアチニン値は5・5まで下がればベストと先生方には言われていますが、先日は4・19まで下がっていました。だから、週3回ではなく、1回抜いて週2回にしてもいいのではないか、と先生方と話しているところです。

尿量は徐々に増えてきているので、もしもこのまま少しずつ増えて1日５００cc以上出るようになったら透析を卒業することもできるかもしれません。透析中はストンと血圧が落ちますし、やっぱり人工的な治療なので、できれば自分の腎臓で生活をしたいですね。その希望が見えてきたことが嬉しいです。

患者さんの話②赤羽さん

HbA1c15％超からの回復、合併症はゼロ

私は、「すぐに入院してください。このままでは死にますよ」と言う医師を「1カ月待ってください。その間にがんばりますから」となんとか説得して、改善プログラムをモニターとして受けはじめました。

糖尿病と最初に言われたのは、35歳のときです。食事や運動の指導を受けたり飲み薬を処方されたりもしましたが、毎回三日坊主という感じで、ほとんど治療は受けてきませんでした。血液検査の結果にあらわれるだけで何の症状もないので、「糖尿病なんて大したことない」と軽く考えていたのです。

だから、糖尿病と言われてからも、それまでと同じようによく飲みよく食べ、ピーク時には体重が95キロありました。ところが、食生活を変えたわけでもないのに、単身赴任で山梨に来た頃には体重は76キロくらいになっていて、それから週末に家族のもとに帰るたびに「痩せた」と言われるようになりました。最終的には50キロ前後まで落ちたのです。

それで、さすがに奥さんが心配になって「一緒に病院に行こう」と言われ、渋々行ってみたら、ＨｂＡ１ｃが15・２％でした。

振り返れば、車に乗っていても足が痛くてアクセルが踏めず、信号で止まるたびに足の指を揉んでいました。つまりは神経障害が始まっていたということですよね。だから、そのまま放っておいたら足の指が壊死したり、切断しなければいけなくなったりしていたかもしれません。

だから、ラッキーでした。「１カ月待ってくれ」と病院の医師に伝え、ミネラルをすぐに摂りはじめ、１カ月間続けました。同時に、プログラムに沿って食事にも気をつけ、意識的に野菜を摂るようにし、さらに毎朝山中湖を２時間半かけて一周散歩するようにしました。

といっても、最初のうちは足が痛くて２時間半も歩き続けられなかったんです。でも、続けているうちに、ミネラルの効果なのか、食生活の改善が良かったのか、痛みは薄れていき、今ではまったくなくなりました。そうするとだんだんと欲が出てきて、歩くだけでは物足りなくなり、走るようになって、最近ではハーフマラソンやフルマラソンの大会にも参加しています。おかげさまで趣味が増えました。

ＨｂＡ１ｃも血糖値も順調に下がりました。改善プログラムを始めて２週間後にはＨｂＡ１ｃが13・5％になり、５００㎎／㎗を常時超えていた空腹時血糖値も１７０㎎／㎗にまで改善しました。

私の場合は１カ月ほどミネラルを摂り、その後も順調に改善して、３カ月後にはＨｂＡ１ｃは６・９％にまで下がりました。

それで結局、入院治療をすることもなく、インスリン注射や糖尿病治療薬のお世話になることもなく、今に至っています。現在は、近所のクリニックで時折検査を受けて、経過を診てもらっているのみです。

重症化していたが、引き返すことができた

実は、私が改善プログラムに沿ってミネラルのドリンクを飲み、食生活の改善を始めたのとちょうど同じころに、小野さんは入院して一般的な糖尿病治療を受けました（※小野さんと赤羽さんは同じ会社にお勤めです）。当時、私のＨｂＡ１ｃは15・２％、小野さん

は12・５%だったので、単純に数値だけを比較すれば私のほうが悪かったのですが、年齢やそれまでの蓄積も関係しているのか、結果的には、私のほうは合併症が進行することはありませんでした。

体重も減りましたし、足先の痛みでアクセルを踏むのも辛かったほどなので、すでに自覚症状は出ていました。だから、糖尿病はかなり重症化し、末端の毛細血管の障害は気づかないところですでに進んでいたのだと思います。

でも、引き返すことができた。目や腎臓に合併症を起こすこともありませんでした。本当にラッキーだったと思いますね。

最近は、趣味のランニングは続けていますが、つい飲みすぎ食べ過ぎの日々に戻りつつあり、先日ＨｂＡ１ｃを測ったら７・２%でした。少し高めですが、15%以上あったことを思えば、十分かなと思っています。それに、改善プログラムを受けたのが５年前で、以来、特別な治療は行っていません。それでも元に戻ることなく、維持できているのですから、満足しています。

第4章

糖尿病にならない生活習慣のコツ

生まれ持った遺伝子と食生活が合っていない

この章のテーマは「糖尿病にならないための生活習慣」ですが、それを考えるには「なぜ糖尿病になるのか」を理解する必要があります。ただ、糖尿病ほど、「なぜ起こるのか」がわかりやすい病気はありません。

糖質という原因物質を食べ過ぎているから。言ってみれば、それだけです。ですから、糖質との付き合い方を考えることが糖尿病にならない一番のコツなのですが、もう少し深く考えてみましょう。

血糖値を上げる役割を担うホルモンは複数ありますが、血糖値を下げる役割を担っているホルモンは、インスリンしかありません。その理由を考えていくと、人類は糖質をどう摂ってきたのかという歴史に思いを馳せることになります。

今の私たちの体を形作っている遺伝子がつくられたのは1万年ほど前ですが、当時は糖質を食べる機会なんてほとんどありませんでした。狩猟・漁労で捕まえた動物や魚を食べたり、植物の葉っぱを食べたり、ドングリなどの木の実を拾って食べたりという食生活だったと考えられています。そのなかで糖質はと言えば、ドングリなどの木の実くらいでしょう。

それが、弥生時代に入り、稲作が定着すると、朝・昼・晩と定期的にお米を食べられる生活に様変わりしました。

そうした変化を遂げたのは日本だけではありません。ヨーロッパやアフリカでは小麦を大量に食べるようになり、マヤ文明やアステカ文明が栄えた中米ではトウモロコシが主食になりました。それまでは毎日十分な食糧を確保できるわけではない、飢餓との戦いの連続だったのが、定期的に糖質が食べられるようになり、人類は大きな変化に遭遇したのです。

ところが、私たちの体というのは、飢餓との戦いを続けていた頃に合わせてつくられています。当時の環境に合わせて遺伝子の組み合わせと機能が決まったのです。

だから、ドングリ程度しか糖質がなくても血糖値を維持して、生命活動を営めるように、血糖値を上げるホルモンは複数用意されたのでしょう。その一方で、血糖値を強制的に下げる必要はほとんどなく、むしろ血糖値が下がって動けなくなることのほうが問題で、死に直結することだったので、血糖値を下げるホルモンはインスリンしか用意されなかったのだと思います。

ちなみに、それは人間だけではありません。ほとんどの動物が血糖値を上げるホルモンは複数備わっているにもかかわらず、下げるほうのホルモンを三つも四つも持っている動物はいません。

では現代の食生活はと言うと、飽食の時代になり、ごはんもパンも甘いものもなんでもたらふく食べられるようになりました。その結果、遺伝子が暴走して、肥満が増え、こんなにも糖尿病が増えてしまった。

つまり、今の時代の食生活が、私たち人間が生まれ持った遺伝子の機能と組み合わせに合っていないのです。私は、糖尿病がこれほどまでに増えたいちばんの原因は、現代の食生活が、自分たちが生まれ持っている体質と合っていないことだと考えています。

たとえば、トンガやサモアといったポリネシアの人たちと言えば、お相撲さんのように大柄の人が多い印象がありますよね。実際、２０１４年にＷＨＯ（世界保健機関）とトンガ政府が発表した調査によると、25～64歳のおよそ7割がＢＭＩ（体重を身長の二乗で割ったもの。体格指数）30以上の肥満体型で、ウエストのサイズの平均は男女ともに１００センチを超えていました。

ところが、戦前には太っている人はほとんどいなかったそうです。タロイモなどの主食と野菜、果物、魚を中心とした昔ながらの食生活を続けていた頃には肥満の人は少なく、ファストフードやパン食、加工食品といった手軽な食文化が海外から入り、安く簡単に大量に食べられるようになってから、こんなにも肥満が増えていったのでしょう。

なおかつ、肥満の増加とともに、糖尿病や心臓病といった生活習慣病が急増したそうです。

まさに、食生活がポリネシアの人たちがもともと持っている遺伝子（体質）と合わなくなった結果、肥満が増え、糖尿病が増えたのです。

私たちも、食生活をはじめとした生活習慣を見直し、遺伝子ができた頃の生活に近づければ、遺伝子が落ち着きを取り戻します。

この章では、そのコツを紹介しましょう。

糖質制限は太古昔の食生活に戻る手段

最近、糖質制限ダイエットや糖質制限食が人気です。糖質とは、炭水化物から食物繊維を引いたもの、つまりはご飯やパン、めん類、いも類といった主食と甘いもののことです。「糖質ゼロ」「糖質50％オフ」といった言葉が商品のパッケージに大きく謳われるほど、糖質という言葉はすっかり定着しました。

ここ10年ほどの間に糖質制限は大ブームとなったので、なんだか新しいことのように思うかもしれませんが、糖質制限とは何かと言えば、「私たちが生まれもっている遺伝子が喜ぶような食生活に戻しましょう」という主張なのだと思います。

一種類しか用意されていない血糖値を下げるホルモンばかりがたくさん働くような食生活は、私たちの生まれもった体質に合っているとは言えないのだから、もう少し糖質を減らしましょう——。そういう主張だと考えると、理にかなっています。

糖質過多の食事は、インスリンの分泌量を増やし、膵臓のβ細胞を疲弊させるだけではなく、血糖値が高い状態が続くために、グルカゴンやソマトスタチン、成長ホルモン、プロゲステロンといった血糖値を上げるほうのホルモンの分泌量を減らしているかもしれません。そのことで隠れた弊害が起こっている可能性も否定できません。

ただし、糖質をゼロにしていいかというと、そうではないと思います。私たち人間は、米や小麦を作り、定期的に糖質を食べられるようになってから、他の動物よりも長生きできるようになりました。糖質の登場が人類の寿命を延ばしたという事実がある以上、糖質が完全に悪者であることはあり得ません。

炭水化物もタンパク質も１グラムあたり４カロリーです。カロリーとは、１ミリリットルの水の温度を１度上げるのに必要なエネルギーのことなので、炭水化物が定期的に手に入るようになったことで、手軽に効率よくエネルギーをつくり出せるようになったとも言えます。

また、糖質制限食を勧める人のなかには、「糖質を一切摂らず、ブドウ糖を遮断しても、体は脂肪を分解して生み出した『ケトン体』をエネルギー源に使うから大丈夫」と主張する人もいます。このケトン体も、ここ数年の間にすっかり人気になりましたが、本当にケトン体だけで体を維持できるのか、長期的に調べたデータはありません。良いとも悪いとも現時点ではまだ判断できないのです。

私自身は、一切の糖質を断つ糖質制限食には反対です。脳はケトン体そのものを使うことはできないので、TCAサイクルと呼ばれる別の経路を使ってエネルギーに変換する必要があります。そのため、余計なエネルギーを使うのです。

糖質制限をすれば、確かに体重は落ちますが、体力も落ちます。長期間続ければ、どこかに問題が生じるでしょう。

そもそも、私たちの体を形作る遺伝子の組み合わせが決まった1万年ほど前にも、ドングリなどの木の実を食べていたのですから、人類は糖質をまったく摂っていなかったわけではありません。糖質が悪いのではなく、糖質を摂りすぎることが悪いのであって、適度に摂ることが大切なのです。


具体的には、白米や白いパンといった精製された炭水化物は控えること。つまりは、白米よりも玄米や十穀米を選ぶ、白パンよりもライ麦パンや全粒粉のパンを選ぶことを意識してください。特に白いパンは、白米以上に、急激に血糖値を上げます。一気に血糖値が上がり、そのために大量のインスリンが分泌されるので、今度は急激に血糖値が下がり、血糖値の乱高下を招くのです。

今、空腹時血糖値は正常でも、食後に血糖値が異常に高くなる「食後高血糖」が問題になっています。白いパンはまさに食後高血糖を招きやすいのです。

パンを食べるとすぐにお腹いっぱいになりますが、しばらくするとお腹が空きますよね。ご飯（米）のほうが、腹持ちが良いと思います。それは、パンに比べると、ご飯のほうが血糖値の上昇が緩やかな分、緩やかに下がっていくからです。

ただ、だからこそ、パンは美味しい。あっという間に血糖値が上がり、脳が満足するので、「美味しい」と感じるのです。

でも、日本では、パン食派の人が増えてから、肥満と糖尿病が増えました。精製された小麦のパンは、なるべく控えていただきたい食べ物です。もともと小麦文化の欧米では、健康志向から、精製された白いパンよりも全粒粉のパンが増えています。でも、日本のパン屋で並べられているのは、精製された白い小麦の食パンや菓子パンばかりです。

生まれもった遺伝子に合った食生活に近づけるための第一のコツは、精製された炭水化物、特に白いパンを控えることです。

腸を休めるファスティングのすすめ

朝・昼・晩、さらには3時のおやつと、絶えず糖質を食べるようになったこともそうですが、今は、腸を休めることができていません。24時間常に何かが腸の中に残っているような状態です。ですから、今、日本人が考えなければいけないのは、従来重視されてきたカロリー量ではなく、食べる量でしょう。

私は、以前は、常識どおり1日3食でしたが、最近、2食に変えました。朝食を抜いて、朝は紅茶を飲む程度にしています。そう聞くと、「お腹が空かないのか？」と思うかもしれません。ところが、やってみるとわかるのですが、最初のうちは9時、10時くらいに非常にお腹が空くものの、そのピークを過ぎると落ち着きます。そして続けているうちに、そのペースに体が慣れてきます。

それに、朝食べると、かえって胃が動いてお腹がすくものです。お昼前にお腹がすくため、体は昼食をたくさん要求するようになります。

1日3食が当たり前の人にとっては、1食抜けばお腹が空くだけではなく「パワーが出ないのでは？」と思うかもしれません。でも、２食にしたことで、私はかえって調子が良くなりました。もしまわりに２食派の人がいれば、聞いてみてください。おそらく同じような感想が返ってくるのではないかと思います。

なぜかと言えば、１回食事を抜いて腸を12時間以上休めたほうが、体は「食べ物が来ない！」と緊張し、消化・吸収の能力を上げるからです。

たとえば、１日３食、トータルで２０００カロリー分を食べていたとします。でも、胃腸が疲れていて、吸収率が50％に落ちていたら、１０００カロリー分しか体には入りません。１０００カロリー分をどぶに捨てているようなもの。それだけ、胃腸に余分な仕事をさせているということです。

一方、胃腸を休めるために１日２食にして、合計１０００カロリー分食べるとしましょう。胃腸の調子が良くなり吸収率が１００％に上がれば、吸収できるのは同じ１０００カロリーです。同じだけの栄養をより効率よく吸収することができるのです。なおかつ、食事と食事の間が空いた分、腸が休む時間も確保できるので、腸内細菌の活動も良くなり、免疫も上がります。

吸収率はとても大事で、胃腸が疲れて吸収率が落ちていれば、たとえ体に良いものを意識的に摂っていても残念ながら吸収されません。むしろ吸収しやすいものばかりが吸収されて、栄養の偏りが生じる可能性さえあります。

ファスティング（断食）は、海外では治療として取り入れられることもあり、ロシアなどではすでに治療として効果があるというエビデンス（科学的根拠）が出ています。糖尿病に限らず、ぜんそくやがん、高血圧など幅広い病気に試され、8割の患者が改善したとの結果が報告されているのです。

腸の状態が悪いと腸内細菌の働きが悪くなり、その結果、酵素の働きをサポートするミネラルの吸収も落ちるため、酵素の働きも悪くなります。そうすると、細胞の入れ替えや組織の修復、有害な毒素の排泄といった〝体内のお掃除機能〟も低下するため、「糖尿病になりやすい体質」「高血圧になりやすい体質」などの悪い体質遺伝子が働き出したときに止められなくなるのではないかと私は考えています。

夕食を7時、8時に食べて、翌朝の朝食を抜き、お昼を12時に食べたら、前の食事から16、17時間の間が空きます。そうすると腸が空っぽの状態になり休まるので、調子が良くなります。

そう言えば排便も、1日2食に変えてから、余計に食べていない分、量は多くありませんが、便秘知らずになりました。まさに快調快便です。

といっても、必ずしも「朝食」を抜くことを勧めているわけではありません。昼食を抜いて、朝食と夕食の間に腸を休める時間をつくったほうが生活スタイルに合っている方もいるでしょうし、夕食を抜いたほうが合っている方もいるでしょう。

ご自身の生活スタイルに合わせて、1食だけ抜いて腸を休めるというマイルドなファスティングを試してみてください。飢餓との戦いを続けていた頃に私たちの体を形作る遺伝子が決められたということを考えても、ファスティングは理にかなっています。

ただし、これはあくまでも大人の話です。筋肉や骨、脳が発達途中にあるお子さんは、これまで言われてきたとおり1日3食しっかりバランスよく食べることが大切です。その点は誤解のないようにしてください。

水はやっぱり大事

水も大事です。「白川式糖尿病改善プログラム」を受ける患者さんには、プログラム期間中、「毎日、少なくとも1リットル以上の水を飲んでください」とお伝えしています。

体の免疫システムを正常に保つ意味でも、心血管系の機能を保つ意味でも、十分な水分を摂ることはとても大事です。なぜなら、免疫細胞は、血液のなかを泳いで必要な場所に移動するので、脱水状態では十分な働きをすることができません。心臓も、体内の水分量が少なくなると働きが低下します。

また、腎臓にとっても、血管内に十分な水があることが大事です。腎臓は、血液中の必要なものと不要なものをより分けるフィルターのような役目を担い、要らないもの（老廃物）を尿として体の外に排出しています。

その際、血管内にたくさんの水があれば、体にとって害になる物の濃度を下げることができ、腎臓のフィルターも壊れにくいのですが、水分が足りず、血液中の不要なもの、危険なものの濃度が濃くなると、それらを細かい網目に通さなければいけなくなるので、腎臓のフィルターが壊れやすくなってしまいます。

ですから、血液の循環を良くするという意味でも、血液中の害となるものの濃度を下げるという意味でも、血管のなかに十分な水が溢れていることが大切なのです。

特に冬場は、夜中にトイレに行きたくないからと、夕食時にあえて水分を控える人が多いですよね。でも、コップ一杯分程度は飲んだほうがいいでしょう。体内の水分量が少ないと、濃い尿をつくらなければいけなくなり、腎臓にとって負担になるからです。

ところで、夏場、汗が尿のような臭いがしたり、下着に黄色い汗染みがついたりすることはありませんか？

それは、腎臓の機能が低下しているサインです。腎臓の機能が衰え、尿をつくる働きが低下すると、体は、本来尿に出すべき成分を汗に出すことで補おうとします。もしこうしたサインが見られたら、一度、血液検査で「ｅＧＦＲ（推算糸球体濾過量）」という項目を調べるといいでしょう。

歩く生活を取り戻す

第3章でも紹介したように、歩くこと、体を動かすことも当然大事です。私が糖尿病改善プログラムの対象をＨｂＡ１ｃが10％を超えている人にしているのも、前述したとおり、７～９％台であれば治療に頼るよりも、むしろ体を動かすことのほうが大事だと考えているからです。

なぜ、体を動かすことが大事なのか。それは、筋肉を動かすことでブドウ糖を消費するからです。体を動かせばエネルギー消費が増えるので、筋肉が血液中に余ったブドウ糖を取り込み、血糖値が下がります。また、それでもエネルギーが不足すると、今度は体内に蓄積された中性脂肪を分解し、エネルギー源として使うようになります。だから、毎日10キロ歩くことを続ければ、やがては痩せていくのです。

逆に体を動かさない生活を続けていると、筋肉が発達しないので、血液中に余ったブドウ糖が取り込まれずにそのまま残りやすくなります。

私は以前、産業医の先生に頼まれて、あるタクシー会社の健康診断を行ったことがあります。そのときに驚いたのは糖尿病の多さでした。８割もの人が糖尿病だったのです。

タクシーの運転手さんというのは、勤務時間中、ずっと座っています。ただし、お客さんを乗せて運転するということは命を預かるわけですから、緊張しますし疲れます。ほぼ毎回初対面なのですから、気も使うでしょう。

だから、座りっぱなしでほとんど体を動かさないとはいえ、頭は使うのでお腹が空きます。そのため、休憩中や勤務後の食事は、カツ丼や牛丼といったヘビーなメニューを好む人が多いそうです。

なおかつ、一般的にタクシー運転手さんの勤務形態は、24時間勤務です。隔日勤務で、勤務明けは丸１日休みになるものの、24時間働いて疲れているので、翌日はほぼ寝ているだけで運動なんてしないという人がほとんどでした。

歩かないし、体を動かさない上に、食事はヘビーなメニューに偏りがち。そうした生活を続けていれば、健康を害しやすいのです。

人間も動物ですから、歩くこと、体を動かすことは本来あるべき姿なのだと思います。

体温高めがいいのは酵素の活性を上げるため

食べたものを消化・吸収したり、エネルギーを生み出したり、活性酸素を中和したり、細胞内を掃除したりといった、体内で営まれているさまざまな化学反応に触媒としてかかわっているのが酵素です。糖尿病の関連でいえば、インスリンの前駆体（ある物質が生成される前段階のもの）であるプロインスリンからインスリンを切り離すのも、酵素の働きです。体内には、数千種類もの酵素が存在し、それぞれが特定の役割を担っています。

こうした酵素の働きが、健康を維持するためにはとても大切であることは、この本のなかでも繰り返し伝えてきました。そして、酵素がしっかりと働くために欠かせないのがミネラルですが、もう一つ大切なのが体温です。

体温を横軸に、酵素の活性を縦軸にとってグラフを描くと、直線的に上がっていくのではなく、S字カーブを描きます。酵素活性が直線的に上がるのなら、35度でも多少は働き、温度が上がるにつれてどんどん上がっていくわけです。しかし、実際はそうではなく

S字カーブを描くので、35度のときにはほとんど働かず、36・2度あたりから急速に活性が上がります。そして、37度前後をピークに、それよりも体温を上げても酵素活性は上がりません。狭い温度範囲のなかで急カーブを描くのです。

37度前後が酵素活性のピークでそれ以上は上がらないのなら、それ以上体温を上げてもムダにエネルギーを使うだけなので、高すぎるのも良くありません。ですから、糖尿病に限らず、酵素をもっとも効率よく働かせ、健康を維持するには37度（脇の下で測ったときに36・5度）前後が最適です。

ちなみに、犬や猫の平熱は38〜39度と人間よりも少し高いのですが、かといって、極端に平熱が高い動物はいません。ヘビやワニのような変温動物は、冬になって寒くなると酵素が働かなくなり、代謝機能が低下するため、冬眠します。そうしなければ、命を保てないのです。それほど生命にとって酵素は重要ということでしょう。

冬眠と言えば、私たち人間も、心臓の手術では低温にして、心臓が止まりはしないものの眠っている状態にまで代謝を落として行うことがあります。35度くらいまでに落とせば、酵素がまったく働かないため、細胞が酸素と栄養分を要求しなくなり、じっと眠ったような状態になるので、一定時間、血流を止めても細胞は生きていられるのです。つまりは、35度という体温では、それほど酵素が働かなくなるということです。

私はステージ3、4の進行がん、末期がんと呼ばれるがんの患者さんを中心に、これまでに500人以上のがん患者さんを診てきましたが、前著『「がん」の非常識』にも書いたとおり、がん細胞は低温を好むので、がんの患者さんは本当に体温が低い人が多いものです。そして、このことは、がんに限ったことではありません。糖尿病にしても、高血圧にしても、重症の方は低体温の方が多いのです。

体温が低くなると、どの遺伝子も活性が落ちます。その人が持っている体質遺伝子——たとえば糖尿病になりやすい遺伝子、高血圧になりやすい遺伝子、アレルギーになりやすい遺伝子など——の活性も落ちるので、一見、良さそうに思うかもしれません。

ところが、ふだんは、体質遺伝子が悪さをするのを抑える遺伝子が強力に働いているのですが、体温が下がってくると抑えるほうも働かなくなるので、バランスが崩れてしまう。そうして、体質遺伝子のほうが前面に出てしまい、糖尿病や高血圧やアレルギーといった良くない状態に傾いてしまうわけです。

ですから、酵素の活性が高まる36度台を目指してください。

そのためには、食事では、ニンニクやショウガといった体を温めるものを意識的に摂ること。逆に、夏場でも、冷房の効いた部屋で冷たいビールを一気に飲む干すようなことは避けましょう。体を冷やしてしまいます。

また、歩くことは体温を上げる意味でも効果的です。そして、毎日のお風呂はシャワーで済ませず、湯船につかりましょう。体の芯から温めてくれる岩盤浴や陶板浴は、さらに効果的ですが、頻繁に通うことは難しいでしょうから、ゆとりのあるときにご活用ください。

若い女性に生理不順や不妊が増えているのは、入浴をシャワーで済ませていたり、日頃から冷たい飲み物を好んで飲んでいたり、短いスカートをはいて素足を出していたりといった身体を冷やす生活が関係していると思います。

少なくとも体を冷やさないように意識すること。その上で、体を温める食材を摂る、歩く、湯船につかるという三つを意識しましょう。このくらいなら、どなたでもできますよね。ぜひ今日から生活のなかに取り入れてください。

特に糖尿病リスクの高い人

糖尿病の予防の基本は食事と運動ですが、正直なところ、何を食べても何を飲んでも特に運動もしなくても糖尿病にならない人もいます。それは、糖尿病になりやすい体質の人もいれば、なりにくい体質の人もいるからです。ただし、糖尿病になりにくい体質の人も、好き勝手な生活を続けていれば、糖尿病にはならなくても他の病気になるリスクは当然あります。

では、糖尿病になりやすい体質かどうかを見極めるにはどうすればいいのかと言えば、簡単な方法は家族の病歴を知ることです。両親のいずれかが糖尿病であれば、やっぱり確率は上がります。糖尿病になりやすい体質を持っている可能性が高いので、予防に努めなければなりません。始めるのは、若ければ若いほどいいでしょう。

また、家族に糖尿病の人がいなくても、20代の頃に比べて10キロ以上体重が増えた人は要注意です。同窓会などをすると、体型が保たれている人と、すっかり貫禄が出た人といるものです。学生時代にはお金がないのであまり良いものは食べられませんが、社会人になるとゆとりが出て良いものを食べる機会も増えるでしょう。その結果、体重が10キロ以上増えたという人は、糖尿病に向かっていると考えてください。

実は私も、長崎で開業していた頃には、今よりも随分太っていました。朝から晩までほとんどの時間を診察室で座って過ごし、動かない生活をしていたのです。しかも、職員さんのために用意したご飯が余ると、「もったいない」と思って全部食べていたので、食べる量も多かった。今思えば、太りやすい環境を自分で作ってしまっていました。

以前に料理教室の先生をされている方に話を聞いたことがありますが、その方も残った料理を食べてしまうので、つい食べ過ぎてしまい、血糖値が上がり、糖尿病になったそうです。

「家族に糖尿病の人がいる」または「20代の頃に比べて体重が10キロ以上増えた」人は、糖尿病のリスクが高いと思ってください。そして、この二つの条件が両方揃っている人は、特にリスクが高いので予防が必須です。

第5章

糖尿病、改善プログラムにまつわるQ&A

Q

クロムなどのミネラルが不足しやすい人とは?

クロムは胎児のときに注入されるわけですが、その量は、すでに説明したとおり、概ね60年分に相当すると考えられています。体内に備わっている量は決まっていて、なおかつ、食事で摂ろうにもクロムの吸収率は低いので、なかなか増えません。限られた量を使い回しているので、使い過ぎると少しずつ体外に漏れ出てしまうのだと思います。

改善プログラムを受ける方には、これまでの生活などもお聞きしていますが、話を伺っていると、若い頃から暴飲暴食を続けている人は早くから糖尿病になっています。そして、運動習慣がありません。そういう生活を送っている人は、おそらく消化管の粘膜などが炎症を起こして、クロムも漏れ出てしまうのでしょう。

また、海外の研究では、単糖(ブドウ糖や果糖など、それ以上分解されない糖)を多く含む食事は、尿へのクロムの排泄を増やす可能性があることが報告されています。

糖尿病には1型と2型があり、2型のほうは生活習慣病で、食べ過ぎや飲みすぎ、運動不足といった生活習慣が引き起こすということはみなさんもよくご存じだと思いますが、ミネラルという観点から考えても同じことが言えます。

Ｑ　60歳以降に糖尿病と診断されたら？

糖尿病は、40代から増えはじめ、60歳以降になるとさらに増えます（24～27ページ参照）。でも、30代や40代でＨｂＡ１ｃが上がるのと、60代以降にＨｂＡ１ｃが上がるのとでは、意味が違います。

もともと60年相当分のクロムが体内に備わっているにもかかわらず、30代、40代で糖尿病を発症したということは、生活習慣に何らかの原因があり、通常の老化よりも早いスピードで消費してしまっているということです。

一方、40代、50代までは血糖値もＨｂＡ１ｃも高くなかったのに、60代を超えてから高くなってきた方は、暴飲暴食をしたわけでも、もともと備わっていたクロムを無駄に消費したわけでもありません。自然な老化現象と考えられます。

こういう方は、年齢を重ねるごとにＨｂＡ１ｃが６・７になり６・８になり、６・９になり……とじわじわ上がっていきます。でも、ゆっくりと上がっていくので、合併症を起こすこともなく天寿をまっとうできるでしょう。つまりは、治療が必要な「病気」ではなく、自然な「老化現象」です。


血圧も、現在の基準に則れば「最高血圧が１４０ｍｍＨｇ、または最低血圧が90ｍｍＨｇ以上」だと「高血圧」だとみなされ、「最高血圧１３０ｍｍＨｇ、最低血圧85ｍｍＨｇ」以下が正常だと言われますが、70代以降で「正常」を満たす人は2、３割しかいません。７、８割と大多数の人は「高血圧」になります。病気というのは少数派のはずなのに、病気が多数派になっているのです。

年齢を重ねるにつれて、どうしても細胞は老化するため、血管の壁は弾力を失い硬くなります。血管はしなやかに広がったり収縮したりしながら血液を全身の細胞に送り届けているので、血管が硬くなると、血流が悪くなりやすい。それで、体は血圧を上げることで血流を良くするのです。

それが、加齢とともに血圧が上がりやすい理由です。それなのに、薬でガタンと血圧を下げると、かえって血流が悪くなります。海外の疫学調査では、降圧剤を飲ませたほうが死亡率は高くなるという矛盾した結果が出ています。

私は、以前そう言われていたように、最高血圧は「年齢プラス90」の範囲内であれば問題ないと考え、患者さんにもそう指導しています。むしろ、「70代で最高血圧が１６０ｍｍＨｇの人に対して薬で１３０ｍｍＨｇまで下げる」ような治療のほうが間違いだと思っています。

加齢とともに血圧が少しずつ上がるのは自然なことなのだから、自然のままに保ったほうがいいのです。

血圧の話が長くなりましたが、糖尿病も同じです。

年齢を重ねるにつれて、ＨｂＡ１ｃや血糖値がじわじわ緩やかに上がってくるのは自然なこと。60歳を超えてから「糖尿病」と言われる数値に入ってきた人は、薬で無理やり血糖値を下げる必要はありません。それよりも、歩くこと、食生活に気を配ることが肝心です。

Q

糖尿病がミネラル不足で起こる病気なら何を食べればいいの?

糖尿病はミネラルの病気であるならば、ミネラルが豊富な食べ物を食べることが大切なのか、と思う方もいるでしょう。生のゴーヤをたくさん食べている沖縄県のある村では糖尿病になる人がほとんどいなかった、という話もありました。

でも、糖尿病の予防・治療で大事なのは、「何を食べるか」ではありません。「何を控えるか」です。つまりは、精製された炭水化物(白いパンや白いご飯)を控えること、そして暴飲暴食を避けること。

私が行っている糖尿病改善プログラムでも、「これを食べてください」というアドバイスは行っていません。伝えているのは、78ページで紹介したとおり、「何を控えるか」です。

普通に生活をしていれば、クロムは60年分あるのです。そして、60年が過ぎると少しずつ不足していくものの、前項で説明したとおり、それは病気というより自然な老化現象であって問題を招くわけではありません。

最初の問いに戻ると、「これを食べていれば糖尿病にならない」という食べ物はありません。暴飲暴食をしてクロムをすり減らすようなことをしなければいい、ただそれだけです。

Ｑ　ミネラルを増やすことの弊害はないの？

糖尿病の患者さんは、血液中のブドウ糖が細胞内に取り込まれるときに必要なＧＴＦ（グルコース・トレランス・ファクター）が全員不足していて、その背景にはクロムをはじめとしたミネラルの不足があります。それを正すためにはいろいろな方法があるかもしれませんが、私は、一つの方法としてミネラルを補うことを試みました。それで、ミネラルのドリンクを使って治療を行っています。

そうすると、「ミネラルを増やすことによるデメリットはないのですか？」「体内で、特定のミネラルが急に増えれば、何らかの副作用のようなものが出ることはないのですか？」

といった質問をいただくことがあります。

現状では、これまでに診てきた100人の糖尿病患者さんたちの経験をもとにしか言えませんが、私が診てきた限りでは、ミネラルのドリンクを服用したことで調子が悪くなった方は一人もいらっしゃいません。血糖値が全く下がらなかった方も一人もいませんし、膵臓に負担をかけて膵炎を起こした方もいなければ、ほかの臓器に障害を起こし合併症を発症した方もいません。

むしろ、血糖値が下がり、低血糖になり過ぎて危なくなったので、慌てて、それまで毎日使っていたインスリン注射を止めたり、血糖降下薬の服用を止めたりした方はたくさんいます。

ですから、不足しているミネラルを補うことによって副作用や合併症が引き起こされる心配はないと考えています。

Ｑ

糖尿病予備軍への効果は？

改善プログラムでは、すでに述べたとおり、ＨｂＡ１ｃが10％超といった重度の糖尿病の人を対象としていますが、それとは別に、糖尿病予備軍の人への効果も現在調べています。

通常摂取してもらう量よりも少ない量のミネラルを、これまでに20人の糖尿病予備軍の方に１カ月飲んでいただいたところ、みなさん、血糖値が改善されました。

糖尿病予備軍の方というのは、クロムなどのミネラルが足りなくなりつつある人です。引き続き、さらなる検証が必要ですが、予備軍の方に対しても、クロムなどのミネラルを補充してあげるとともに食生活の改善を促すことは有用だと思います。

Q 改善プログラム終了後、食生活が元に戻ったら？

改善プログラムの意味は、不足したミネラルを補って血糖値を改善するとともに、これまでの生活を見直し、良い生活習慣に心身を慣らしていくことだと考えています。ですから、プログラム終了後も、糖尿病を招く原因となった生活習慣に戻ることは避け、プログラムを機に身につけていただいた新たな生活習慣を続けていただくことが大前提です。

その上での話ですが、ミネラルの補給と食生活の改善によって、一旦は血糖値もHbA1cも正常になった人が、その後、暴飲暴食の生活に戻ると、果たして血糖値も元に戻るのか、試してみたことがあります。

5人の方にお願いして、また元の食生活にあえて戻していただいたのです。その結果、5人中4人の方は1年経っても血糖値、HbA1cは正常値のまま、元に戻ることはありませんでした。

ただしお一人は、毎日カツ丼、天丼、牛丼など、お好きなものを食べているうちに、半年ほど経った頃からじわじわと血糖値が上がってきました。改善プログラムを受ける前のように10％超に上がることは今のところありませんが、７％台前半まで上がりました。

糖尿病はミネラルの病気であることを考えれば、理論上は、ミネラルを一定期間摂取して体内に吸収できれば、向こう60年は心配ないはずです。

では、なぜお一人だけはじわじわとＨｂＡ１ｃが上がってしまったのか――。調べてみると、インスリンの分泌量に問題がありました。

血液中のブドウ糖を細胞内に取り込むには、まず、インスリンがブドウ糖を引っ張って細胞の表面のインスリン受容体と結合し、次に、ＧＴＦの助けを借りてブドウ糖を細胞内に取り込むという二段階があります。いくらミネラルが十分に増え、細胞内に取り込む能力が回復しても、インスリンの出が極端に悪ければ第一段階で躓いてしまうのです。

糖尿病になる人というのは、程度の差はありますが、膵臓のβ細胞も疲弊しています。そのまま朝・昼・晩と好きなものを好きなだけ食べ続けていれば、最低限必要な量のインスリンを出せなくなってくる可能性があります。

ですから、食生活の改善はプログラム終了後も続けていただくことが大前提なのですが、インスリン分泌能が低くなっている人（目安はインスリンの分泌量が正常の5分の1以下）は特に、改善プログラム後も食生活に気をつけて過ごしていただくことが必須です。

Q インスリンが出にくくなったら、インスリンを打つしかない？

1型糖尿病のほうはインスリンが完全に出なくなるわけですが、2型糖尿病はまったく出ないわけではありません。ただ、糖質の多い食事を続けていると、膵臓のβ細胞がフル回転してインスリンを分泌し続けなければいけなくなり、やがて疲弊してインスリンを出す能力が衰えていくわけです。

完全にβ細胞がゼロにならない限りは、休むことである程度回復します。休んでいる間に、「β細胞が足りない！」というシグナルを受けた膵臓の幹細胞が、β細胞をポツポツと作ってくれるのです。

では、膵臓のβ細胞を「休ませる」とはどういうことでしょうか。それは、インスリンをあまり分泌しなくてもよいような状況をつくること、すなわち、糖質制限をするということです。

インスリンを追加で分泌しなければいけないのは、血液中にブドウ糖が増えるからです。完全にすべての糖質を断つとどんどん体重が減って体力まで落ちてしまうので、糖質を一切断つような糖質制限はすべきではないと思いますが、白米をやめて玄米にしたり、パンもライ麦パンや全粒粉のパンを選んだり、糖質の種類を選び、量も控えるようにするといいでしょう。糖質が含まれてはいるのでインスリンを出さざるを得ませんが、その必要量は大幅に減るので、その分、膵臓への負担が軽くなります。

私たちも疲れたときには休憩して回復しようとしますよね。それと同じで、膵臓も休ませてあげると回復し、インスリンの分泌能力も上がります。

ただし、インスリンの分泌が完全に底をついてしまうと、「休む」だけでは回復は望めません。ですから、１型糖尿病の人は、インスリン注射を打ち続けるか、膵島移植を行うかなど、別の方法が必要です。

膵島移植とは、ドナーの膵臓のうち膵島（β細胞がある組織のこと。ランゲルハンス島とも言います）だけを分離して、患者さんに移植する治療法です。移植と聞くと、大がかりな手術をイメージされるかもしれませんが、膵島移植では、膵島細胞が集められた液体を静脈に点滴で入れます。そうすると、静脈に入った膵島は主に肝臓に流れ着き、そこで点々と生着するのです。

肝臓に第二の膵臓ができるようなもので、移植が成功すると、血糖値の上昇に反応してインスリンを分泌するようになります。

現状では、ドナーからもらった膵島を移植する方法が採られていますが、この方法では拒絶反応を抑えるために免疫抑制剤の服用が必要です。また、ドナーがなかなか見つからないという問題もあります。

しかし、今後、再生医療が発展すれば、iPS細胞でより安価により容易に膵臓のβ細胞をつくれるようになるかもしれません。患者さん自身の細胞からつくられたiPS細胞を使えば、自分の細胞なので拒絶反応の心配もなくなります。あと10年も経てば、再生医療によって1型糖尿病の患者さんも毎日のインスリン注射から卒業できるようになるのではないかと期待しています。

Ｑ
クロムの不足は、クロムのサプリメントで補えますか？

糖尿病患者さんには共通してＧＴＦが不足しているから、ＧＴＦの重要な構成要素であるクロムをはじめとしたミネラルを補おうというのが改善プログラムの大きな目的です。であれば、必要なミネラルをサプリメントで補ったら手っ取り早いのではないか――。そう考える方もいるでしょう。実際、アメリカではクロムのサプリメントがよく売れているそうです。

でも、私はサプリメントでクロムを摂ることはおすすめしません。なぜなら、クロムの化合物には「三価クロム」と「六価クロム」があり、六価クロムのほうは猛毒であり、もしも一緒に摂った飲み物や食べ物によって三価が六価になるようなことがあれば、危ないからです。

「三価」「六価」とは何の違いなのかと言えば、酸化数の違いです。クロム原子はもともと24個の電子を持っていますが、３個の電子を失って酸化数「＋３」になる場合と、６個の電子を失って酸化数「＋6」になる場合があります。前者が三価クロムで、後者が六価クロムです。

電子を6個奪われている六価クロムのほうは不安定で、失った電子を他から奪い取ろうとする力（つまりは酸化する力）が強いので、有機物にふれると電子を奪って（酸化して）三価クロムに変わろうとします。そのため、もしも体内に六価クロムが入ると、強い酸化力で体内の細胞を傷つけてしまうのです。六価クロムは発がん性物質であることも知られています。

サプリメントとして売られているクロムは、塩化クロムやピコリン酸クロムなど三価クロムの化合物ですが、酸化力の強い飲み物、食べ物、たとえばお酢などを一緒に飲んだらどうなるかといったことまでしっかり検証されているのかはわかりません。サプリメントを販売する会社には、ミネラル（金属）を単独で飲むことは毒にもなり得るものを扱っているという意識をもっていただきたいと思います。安全性の担保が不可欠です。

ですから、安易にサプリメントでクロムを補給しようとすることはおすすめしません。

Ｑ　２型糖尿病になる子どもが増えているのは？

子どもの糖尿病と言えば、以前は１型糖尿病でしたが、大人の２型糖尿病が増えるとともに子どもの２型糖尿病も増えつつあります。特に肥満を伴う２型糖尿病の子どもが増えています。

私は、小児の糖尿病患者さんの治療を行ったことはありませんので、実際のところはわかりませんが、お子さんであっても何らかの原因でＧＴＦが不足している可能性は高いと思います。

最も容易に考えられるのは、母親からクロムが注入されていない、あるいは注入されたクロムの量が少ないということです。生まれ持って備わっているクロムは、胎児のときに母親から注入されるわけですが、もしもお母さんがすでにクロムを消費してしまっていて子どもに渡す分がなければ、ほんの少ししか注入されないことになります。そうすると、かなり早期にクロムが枯渇してしまい、ＧＴＦが不足し、若くして糖尿病を発症してしまうということも十分に起こり得るでしょう。

これは一つの仮説であって、実際にＧＴＦの量を測定してみなければ正しいかどうかはわかりませんが、大いに考えられると思います。

Q ソフトドリンクで糖尿病になる？

子どもの２型糖尿病と言えば、「ペットボトル症候群」を思い出す方もいらっしゃるかもしれません。

ペットボトル症候群とは、甘い炭酸飲料やスポーツドリンクなど糖分の多いソフトドリンクをたくさん飲み続けているうちに、急激に血糖値が上がり、細胞がブドウ糖を使えない状態になってしまうというものです。糖尿病が重度化すると、いくら膵臓が頑張ってインスリンを出しても、血液中に溢れたブドウ糖が細胞の中に入っていかなくなり、高血糖状態が続いてしまいます。

一般的な2型糖尿病では、自覚症状のないまま、数年かけてゆるやかに重症化していきますが、「体がブドウ糖を使えない」という重症な状態に比較的短期間で進むのが、ペットボトル症候群です。

冷たい清涼飲料水は、飲んだときには喉が潤されますが、糖分が多いと、結局またすぐに喉が渇きます。血糖値が上がると、それを薄めようとしてさらに水分を欲するようになるからです。そうして再び糖分の多い清涼飲料水を飲めば、また血糖値が上がり……と、悪循環に陥りやすいのです。

体がエネルギー源としてブドウ糖を使えなくなると、脂肪などを分解してエネルギーを得ようとします。そのときに増えるのがケトン体です。血液中にケトン体が増える状態のことを「ケトーシス」と言うため、ペットボトル症候群は「ソフトドリンク・ケトーシス」とも呼ばれます。

さらにケトン体が増えると、酸性のケトン体の影響で、本来は弱アルカリ性の血液が酸性に傾いてくるようになります。これが、「ケトアシドーシス」です。ケトアシドーシスにまでなると、倦怠感を覚えたり、意識がもうろうとしたりすることもあります。

ソフトドリンクと言えば、糖尿病からは話がそれますが、飲み物に含まれている「リン」が実は問題になっています。

リンは、カルシウム、イオウ、カリウム、ナトリウム、マグネシウム、塩素とともに主要ミネラル（多量ミネラル）の一つですが、普段の食生活のなかでリンについて気にしている方は少ないのではないでしょうか。ただ、透析治療を受けている患者さんの場合、「リンを摂りすぎないように」と必ず指導を受けます。

なぜなら、通常、不要なリンは尿として体外に排出されますが、腎機能が低下してリンを尿へ排出できなくなると、血液中のリンの濃度が上がり、血管内でリンとカルシウムがくっつき、血管の石灰化が進むからです。つまり、血管が骨のように硬くなってしまう。そうすると、心筋梗塞や心不全を起こしやすくなります。

また、透析治療中の患者さんは血液中のリン濃度が高くなりやすい一方、カルシウムの濃度は低くなりやすいので、副甲状腺ホルモンが骨を壊し、骨からカルシウムを取り出して血液中に放出しようとするのです。その結果、骨がもろくなり、骨粗しょう症や骨折が起こりやすくなります。

では、透析を受けていない人ならリンを気にする必要はないのかと言えば、そうではありません。リンの摂りすぎはやっぱりよくありません。

リンとカルシウムはすぐに結びつきやすいので、リンを摂りすぎると腸内で結びつき、そのまま便に交じって体の外に排泄させてしまうので、カルシウムの吸収を妨げてしまうのです。さらに、リンが増えて血液中のリンとカルシウムのバランスが崩れると、そのバランスを戻すために骨を溶かしてカルシウムを取り出してしまいます。

だから、リンを摂りすぎると、骨がもろくなるのです。

リンは、体にとって必要な必須ミネラルの一つであり、不可欠なものであることは間違いありません。ただ、リンというのはどんな食品にも含まれていて、特に肉や魚、卵、豆類、乳製品に多く含まれています。とはいえ、これらは良質なタンパク質なので食べ過ぎは良くないにしても控える必要はありません。

問題になっているのは、食品添加物として加工食品（ハムやベーコン、練り物、スナック菓子、菓子パン、冷凍食品、レトルト食品、インスタント食品、ファストフードなど）や清涼飲料水に多く使われている無機リンです。

普通に食事をしていればリンが不足することはなく、むしろ、加工食品や外食、コンビニ食などの多い人、清涼飲料水をよく飲む人は摂り過ぎています。

意外なところでは、牛乳もリンを多く含む飲み物の一つです。「カルシウムを摂ろう」と思ったときに、真っ先に浮かぶ食品が牛乳かもしれません。でも、牛乳にはリンも多く含まれているので、リンの影響でカルシウムの吸収が阻害され、かえってカルシウムが不足する、骨がもろくなるということが起こり得るのです。

ミネラルに詳しい山田豊文先生（杏林予防医学研究所所長）に聞いたところ、骨を丈夫にしようと思って牛乳を飲んでいたらかえって骨粗しょう症になった、ということは実際によくあるそうです。

ですから、ミネラルについてはよく勉強しなければいけません。

ところが、栄養の専門家である栄養士さんは炭水化物、タンパク質、脂肪という三大栄養素のバランスの話ばかりですし、医師はと言えば栄養学のことをほとんど学んでいません。こんなにも生活習慣病が増えているにもかかわらず、医学部のカリキュラムには栄養学の講義がなく、医師国家試験に出てくるのは「1日に必要な鉄分の推奨量は」という問題くらいです。

医療において、栄養学が根本的に欠落しているのです。私自身も、以前は「何を食べればいいですか」「控えたほうがいい食材はありますか」といった患者さんからの問いの答えに窮していました。今でも完全に理解できたとは言えませんが、がんの患者さん、糖尿病の患者さんの治療を続けるなかで「これだけは制限しなければいけない」といった原則はわかってきました。

医師も薬ばかりに頼った治療ではなく、患者さんのための栄養学を学ばなければいけませんし、患者さん自身も「なぜこういう病気になったのか」を理解し、良い生活習慣を身につけることをもっと大事にしてほしいと思います。

おわりに

2型糖尿病が治る条件は、必要最低限のインスリンが出ていることと、GTF（グルコース・トレランス・ファクター）が十分にあることです。

この二つの条件が揃わなければ、治すことはできません。インスリンが完全に出なければ、ブドウ糖を細胞の表面にまで持っていくことができませんし、GTFが十分になければブドウ糖を細胞内に取り入れることができません。

一般的に行われている糖尿病治療では、この二つの条件のうちの片方、つまりはインスリンのほうにばかり注目し、外からインスリンを補充し続けるということが行われています。でも、それだけでは完全には治りません。そこで、私が始めたのが、もう一方の条件であるGTFを増やすということです。

本書のなかで書いてきたとおり、ミネラルの補給と食生活の改善を二本柱に実践する糖尿病改善プログラムは、改善率100％と、期待以上に良い結果が出ています。

治療を受けた患者さんが皆さん共通しておっしゃるのは、「治療が短期間で終わって、あとは何もしなくていいということが何より嬉しい」ということ。糖尿病でも高血圧でも動脈硬化でも、「一生薬を飲み続けなければいけませんよ」と言われ続けてきた患者さんにとって、「終わりがある」ということは非常に大きな驚きであるとともに、大きな喜びだったそうです。

今、私は、がんの治療で全国各地の患者さんのもとを回りながら、糖尿病の治療を行っていますが、ゆくゆくはこの治療法に賛同してくださる先生を募り、糖尿病専門のクリニックをつくりたいと考えています。

日本では、糖尿病のような生活習慣病でさえ西洋医学の薬を使った治療ばかりで、私のように西洋医学も東洋医学も代替医療も栄養学も、患者さんにとって良いものは同等に扱う医師はかなりの少数派です。

でも、サプリメント大国であるアメリカでは、西洋医学以外は信じない医師もいる一方で、サプリメントや玄米食などの食事療法を積極的に取り入れる医師も多くいます。西洋医学以外は信じない医師が3分の1、逆にサプリメントに夢中になっている医師が3分の1、その両方の良いところどりをしている医師が3分の1、そんなバランスだそうです。

また、私が糖尿病の治療に使っているミネラルのドリンクは、中国で長年伝わってきた漢方がベースになっていますが、中国には他にも糖尿病に効くと言われるさまざまな漢方薬が存在します。もしかしたらそういった漢方薬も、ミネラルを増やし、ＧＴＦの働きを回復させるという同じメカニズムが働いているのかもしれません。

日本の先生方のなかにも、糖尿病の一般的な治療をするなかで、「薬を飲み続ける以外の方法があるのではないか」「治ったような状態を維持するのではなく、『治す』方法はないのか」などと考えている先生がおられるのではないでしょうか。もしも、この本を手に取って、興味をもってくださった先生がいらしたら、ぜひご連絡ください。

私自身、医師人生の前半は、西洋医学一辺倒でした。遺伝子学の研究を行い、最先端の医療を追いかけていました。

ところが、出身の京都大学に教授として戻り、いろいろな講演会に呼ばれて出かけるうちに、多くの患者さんたちが医療機関での治療と並行して、さまざまな健康食品やサプリメントを医療者には内緒でこっそり続けていることを知りました。それで、その効果を調べてみようと研究を始めたのです。

といっても当時は、そうしたものが効くとは思ってもいませんでしたから、「効かないことを証明しよう」と思い、患者さんから紹介された健康食品やサプリメントを集めて、学生たちと研究を始めたのです。

結果は、ほとんどのものは予想どおり効果はありませんでした。でも、全体の1、2割ですが、なかには驚くほど効果のあるものがあったのです。医薬品以外にも、特定の病気に確実に効くものがある。そう知ったことが、私の医師人生を変えました。

以来、西洋医学のみにとらわれず、東洋医学でも民間療法でもサプリメントでも患者さんにとって良いものは取り入れる統合医療を実践してきました。ただ、現在の統合医療の大きな課題は科学的手法が確立されていないことです。首都圏では統合医療をメインにしているクリニックはたくさんありますが、クリニックごとに考え方や治療法が異なるため、患者さんにとっては非常にわかりにくいものになっていると思います。

「統合医療を統合する」。そう考えて、統合医療を実践するクリニックを組織化し、お互いに経験を共有することにも取り組んできました。

最終的には、統合医療の学校を作りたいと考えています。全国どこでも質の高い、均質な統合医療を受けられるように、科学的手法を確立し、それを学べる学校を作ることが、私の最終目標です。

参考文献

日本糖尿病学会『糖尿病治療ガイド 2018-2019』

National Institutes of Health　Chromium
https://ods.od.nih.gov/factsheets/Chromium-HealthProfessional/

Kozlovsky AS, Moser PB, Reiser S, Anderson RA. Effects of diets high in simple sugars on urinary chromium losses. Metabolism 1986;35:515-8.

Davies S, Howard JM, Hunnisett A, Howard M. Age-related decreases in chromium levels in 51,665 hair, sweat, and serum samples from 40,872 patients — implications for the prevention of cardiovascular disease and type II diabetes mellitus. Metabolism 1997;46:469-73.

【著者紹介】
白川 太郎（しらかわ・たろう）

ユニバーサルクリニック総院長。如月総健クリニック院長。医学博士。

1955年、大分県生まれ。

1983年、京都大学医学部卒業（医師免許取得）。

1991年、オックスフォード大学医学部内部留学。

1995年、大阪大学医学部にて医学博士号取得。

1999年、ウェールズ大学医学部大学院実験医学部門助教授。

　　　　中国第4医科大学付属西京医院呼吸器科客員教授。

　　　　南京医科大学国際鼻アレルギーセンター分子アレルギー学部門客員教授。

2000年、京都大学大学院医学研究科教授。

2006年、臨床研究に主眼を置き、臨床医学現場に軸足を移す。

2008年、長崎県諫早市にユニバーサルクリニックを開設する。

以降、従来の医学に捉われない視点から、末期ガン治療、糖尿病治療などで独自の治療を施し、高い効果を挙げている。

2018年、如月総健クリニック院長。

2020年、ユニバーサルクリニック東京開設。

著書に『末期がん、最後まであきらめないで！』（PHP研究所）、『「がん」の非常識』（産学社）などがある。


【監修者紹介】
汪 海東（ワン・カイトウ）

復旦大学付属華東病院教授。医学博士。

1966年、中華人民共和国寧夏生まれ。

2008年、山東医科大学（現山東大学）医学部卒業、博士号を取得。

2005年、中国国家教育部国費留学で，米国シンシナティ大学糖尿病研究所にて糖尿病免疫疾患研究に従事。研究論文を「Eur J Immunol」に発表。

2008から臨床と教育の現場で20年以上、内分泌代謝病、特に糖尿病について西洋医学と漢方医学の融合の治療法と理論研究に励む。

現在は、復旦大学付属華東病院で糖尿病及び甲状腺疾患など、多くの病気に独自の認識を持ちながら活躍している。

本書についての御感想・お問い合わせ等につきましては
以下のアドレスへお願いいたします。
info@sangakusha.jp

「糖尿病」の非常識

初版 1刷発行●2020年 4 月 10 日

著　者
白川 太郎

発行者
薗部 良徳

発行所
㈱産学社
〒101-0061 東京都千代田区神田三崎町2-20-7 水道橋西口会館
Tel.03（6272）9313　Fax.03（3515）3660
http://sangakusha.jp/

印刷所
㈱ティーケー出版印刷

ISBN 978-4-7825- 3533-2　C0030